阅读成就思想……

Read to Achieve

从容的告别

如何面对终将到来的衰老与死亡

［澳］肯·希尔曼（Ken Hillman）◎著　苑东明◎译

A GOOD LIFE TO THE END

Taking Control of Our Inevitable Journey Through Ageing and Death

中国人民大学出版社

·北京·

图书在版编目（CIP）数据

从容的告别：如何面对终将到来的衰老与死亡/（澳）肯·希尔曼（Ken Hillman）著；苑东明译 . — 北京：中国人民大学出版社，2019.7

书名原文：A Good Life to the End: Taking Control of Our Inevitable Journey through Ageing and Death

ISBN 978-7-300-26944-3

Ⅰ . ①从… Ⅱ . ①肯… ②苑… Ⅲ . ①临终关怀学 Ⅳ . ① R48

中国版本图书馆 CIP 数据核字（2019）第 080265 号

从容的告别：如何面对终将到来的衰老与死亡

［澳］肯·希尔曼（Ken Hillman）　著

苑东明　译

Congrong de Gaobie:Ruhe Miandui Zhongjiang Daolai de Shuailao yu Siwang

出版发行	中国人民大学出版社		
社　　址	北京中关村大街 31 号	**邮政编码**	100080
电　　话	010-62511242（总编室）		010-62511770（质管部）
	010-82501766（邮购部）		010-62514148（门市部）
	010-62515195（发行公司）		010-62515275（盗版举报）
网　　址	http：//www.crup.com.cn		
经　　销	新华书店		
印　　刷	北京联兴盛业印刷股份有限公司		
规　　格	160mm×235mm　16 开本	**版　　次**	2019 年 7 月第 1 版
印　　张	12.75　插页 2	**印　　次**	2024 年 5 月第 3 次印刷
字　　数	158 000	**定　　价**	69.00 元

谨将本书献给所有病人和他们的照护者，

他们教会我很多难以从书本上学到的东西。

A
Good Life
To The End

Taking Control of Our Inevitable
Journey through Ageing and Death

序 1

生命既是一个科学课题，又是一个哲学命题，而文学对此多有描述，构成世间百态。广义上讲，所有的文学作品都在探讨生命，无非直接间接罢了。即使如此，我们每一个人仍对生命充满了疑惑，生命的界限究竟在哪里？何为生，何为死，何为生死？

人类自有死亡意识以来，便开始追求永生，可无论科学还是哲学都告诉我们这没有可能。但人类并不以为然，仍孜孜以求地试图解开这一亘古谜题。

宗教在人类进入物质文明时代悄然诞生，它帮助人们在物质时代去如何对待生死，告诉人们灵魂可以获得永生。几千年来，凡虔诚笃信宗教的人对待生死相对都淡然，都有明确方向，都能适度获得解脱。

不论笃信宗教之人，还是无神论者，在生命的轮回中，作为个体都有一个实际问题——生老病死。除"生"这一项不由自己把控，其他三项或多或少都与自身相关。"老"是人生过程，风雨雷电与风花雪月是路途中看到的景态；"病"是人生感受，感受疼痛与难过是对比其他状态的幸福；"死"是人生的科学终点，哲学起点，文学中最重要的一点。所以孔子曰：未知生，焉知死。

活着要明白道理，方可充分理解死亡。在死亡面前，一切都归于零；在疾病面前，什么都打对折；谁大病一场若能逃离死亡，都会感慨万千，说出来一些讲滥了的道理，讲一番重新审视人生的誓言；但如果不是从内心解决问题，用不了多久，一切照旧。

时间不会停下来，这是宇宙的本质。个人的时间可以简单地称之生命，它会一秒一分一刻一时一日一周一月一年地逝去，这一点上苍极其公平，没有贫贱，不论贵富。权力金钱在社会上的能量到了生命面前立刻柔弱无力，更多的时候甚至可悲。

所以我们每个人应该善待生命，尤其善待生命的后半程。当生命即将走到尽头之时，认知正确是减轻痛楚的法宝，知道真实结果会有解脱的快感。那么何为最后时段呢？跨过你所处社会的平均寿数，这时一定是生命的最后时光。

这时，体能与心理都会发生巨大变化。体能下降的节点首先出现在你不能按意志自由离地，即跳不起来了；紧接着就是你不能自由位移，移动开始要借助手杖甚至轮椅；再有就是健忘，疼痛也不请自来，一切美好的东西都存在于记忆之中，俗话说就是老了。

老了就要做本书提示的这种事——从容的告别。告别人生，告别世界；告别亲人，告别朋友；告别自己，让从来不见的灵魂有处安放，让自己有一个完美人生。本书作者肯·希尔曼是一位重症监护领域的专家，有着悲天悯人的情怀，他以自身经历写下此书，举重若轻；加之苑东明先生信达雅的翻译，让人读来饶有兴趣，掩卷后陷入长思。

我们必须要有勇气面对死亡，必须理智地探讨而不去回避这一话题，课题，命题。古人说得好：虽死之日，犹生之年。这就需要境界，需要冷静，需要懂得并践行已知的道理。

生者为过客，死者为归人。唐代诗人李白在一千三百年前就写下如此认知，虽为长诗中的一句短句，仍振聋发聩，醍醐灌顶。

是为序。

马未都

己亥夏至

A
Good Life
To The End

Taking Control of Our Inevitable
Journey through Ageing and Death

序 2

面对衰老、死亡的话题，不忌讳，大胆地去言说是一重人生境界。如鲁迅所言，孩子过生日，只能道喜，预测这孩子将来多么有出息，做大官，发大财，而不能预言这孩子将来会老、会死。我们面对的是一个讥老、憎老、恐老的时代，背负着一个忌讳死亡、恐惧死亡的文化。游戏地说"死"也不难，高兴的极致是"高兴死了""快活死了"，忧伤的极致是"难过死了"，红白皆为喜事。难的是将衰老与死亡说透彻，说出真意来，这是更高的境界。无论是医生还是研究者，都有着一种莫名的无力感，不是词不达意，也不是词不尽意，因为衰老、死亡的感觉、体验不能完全用客观的科学语言与经济理性去包裹，那是一种依托本能和自然语言的主体感受与生命书写。老和死是一种宿命，也是一种本能，无须刻意去干预。按照伊壁鸠鲁的说法，生死不同框，许多事情我们都曾经历过，尝试过，但没有人敢说"我死过"，能言说就不曾死，死了就无法言说。

摆在大家面前的是一本由澳大利亚的医生写给患者及其家属看的生命教育读本。一开篇，作者先把自己摆在逝者家属的立场上，叙述了自己的丧亲体验。其实，医生对于死亡的认知不全来自教科书，那些生理、病理规律的揭示无法消解对宿命的无奈，更无法呈现生死别离境遇中的悲伤流淌与心灵开阖；并非教科书的编者不尽心尽力，而是死亡与哀伤的体验实在是太过迷离，生物学知识难以刻画心灵的颠簸与魂魄的跌宕，奈何桥头灵性的张望（灵然独照的境遇）早已超越了技术干预的谱系，遁入价值与尊严的哲学与宗教的星空之中。

医生与患者同体（同在），生者与逝者同体（同在），是一种体验生命的别样境遇。如同虔诚的基督信徒"与上帝同在"的体验，不是简单的共情体验，有更多的情感之外的意志、德性、灵性层面的盘桓，最终抵达一种更加澄澈的身心灵交融的境界，因此，人之将逝，其言也善。与将逝者的对视与对话都显得神秘与圣洁，作为陪伴者、见证者、抚慰者、安顿者的家属、医者的心灵也会受到洗涤，随之清澈。从这个意义上看，生命历程中为数不多的与亲友告别的经历是一堂鲜活的生命教育课程，不仅教会我们死亡的无常与不可抗拒，还教会我们生命将要远行时的灵然独照。

从死亡（丧亲）体验来反观临床技能与医学目的，作者似乎超然了许多，也显得更为睿智。提问的角度更富有哲理，叙事更加富有暖色调（作者夹述夹议讲了许多鲜活的疾苦与救疗故事）。譬如，作者提出手术究竟是患者的需要，还是医生在探索医疗技术的可能？一位工匠手上有把锤子，就会看哪里都像是钉子，都想抡它几锤，此时的需求方或许不再是钉子，而是抡锤子的人。老人为何会跌倒？究竟是躯体失去平衡，还是老之将至，生命大厦将倾？大厦何时将倾？衰老可能抗拒吗？可以延缓吗？垂而不死的生活值得过吗？为什么许多人都信奉"好死不如赖活着"？不是赖活有多么值得向往，是赖活很任意，怎样都行，无须刻意去安排，因此，赖活的窗口很大。相反，好死真不容易做到，也就是说，好死的窗口很小。什么是好死，各人有各人的诉求，也没有统一的标准，更没有社会共识，安乐死就是好死吗？尊严死是好死吗？死在家里是好死还是死在 ICU 里是好死？都有不足，都有遗憾，因此，有人讲"怎么死都是遗憾！"另外，好死，谁来见证与协助？是医生护士，技术比武，还是亲人绕膝，亲情融融？因此，好死之难，难于上青天。生命垂危之际，心肺复苏（CPR）技术很成熟，立马就能开始，有效无效全在个体造化。此时，要选择姑息（DNR，即不选择积极抢救）却十分不容易，医生的职业行为惯性（永不言弃，1% 的希望，100% 的努力）需要克服，家属在别离瞬间的眷恋之情（有你在，灯就亮着）需要克制，转危为安、死而复生的奇迹想象需要摒弃，认命的念头要足够强大，才能毅然决然地顺应生命的归宿。

难能可贵的是作者没有沉浸在事务性的是非、进退纠结中，而是从更高的境界、更大的视野去呼吁建立老年服务体系。作者希望通过体制的协同力去克服各种生死观、医疗观的迷失，去打通临终关怀与居丧期关怀的断裂，去培养更多老年医学专家。这些人不仅是技术精湛的高手，还是精通老年人心理的身心专家。他们也是能够协调老年社会资源，建设适老社区的活动家、管理者，他们还能不断地自我调适，克服共情耗竭、职业倦怠，永远保持一颗敬畏、悲悯的爱心，一份不竭的服务老龄社区的动力，一副献身老年医学的热肠。

很显然，旁人的议论不能代替阅读，对于那些家有老人，护理、料理、陪伴、抚慰任务日益繁重，或者自己即将或已经迈入老龄门槛的朋友，这本书值得你们用心细读。当然，如果日后书友们有一个平台，能相互交流心得，则会产生更好的阅读效应。想想似乎有些奢望，不过，身处融媒体时代，任何奢望都可能实现。

王一方

北京大学医学人文学院教授

A
Good Life
To The End

Taking Control of Our Inevitable
Journey through Ageing and Death

序 3

长期以来，人们都在强调"优生、优育"，现在看来，还应该强调优逝。《从容的告别》的作者讲的主要就是优逝。

没有谁能够逃离衰老的宿命，衰老是基因自带的程序，人类现在还无法从根本上逆转这一过程；衰老之后，也没有谁能够摆脱病痛死亡的樊笼。在人生的尽头，人们面临着很多治愈无望的疾病，以及与之相伴相生如影随形的临终前的痛苦。我们当然没有必要为死亡难以避免而忧心忡忡，整天陷于死亡的焦虑之中；但我们必须学会直面死亡，向死而生，认真地考虑自己的"优逝"。

什么是优逝？从字面上来说，优逝就是要死得好，保证死亡的质量。然而，从本质上来讲，其背后蕴涵的意义还是如何生，因为只有活得好才有可能死得好。

对接近生命终点的人而言，优逝有两个含义：一是珍惜当下，选择有意义地渡过余下的时光；二是选择如何体面无痛苦地离世。遗憾的是，在现实生活中，大部人面临死亡再做选择已为时过晚，而被迫为此做出选择的亲人们又往往左右为难，背负着巨大的情感压力。

医学不是万能的，医学不只是瓶子里的药，也不只是攥在手里的手术刀；医学是有温度的，是需要饱含人文关怀的。"生命不息，抢救不止"虽然可以让医学大展雄风，对被抢救者而言有时却非常残忍，对亲友则是撕心裂肺的煎熬。

在医学的尽头，对危重难愈的患者明智的做法是终止徒劳无益的、以"延命"为目标的程式化抢救治疗，转而进行以安宁疗护（临终关怀）为主的舒适缓和治疗，让患者在人生的最后阶段活得舒适而有质量。如果说人生像演奏一首乐曲，那么在进入尾声时，安宁疗护将使人保持其临终前应有的生命节奏：尾声悠扬，谢幕潇洒，转身优雅……在曲终人散、生命走向尽头的那一刻也能从容不迫。我国不少重视人文关怀的医疗单位和具有人文情怀的医务人员的实践证明，高质量的安宁疗护因使逝者的"如歌人生告别从容，尾声悠扬"而广受大众欢迎。

安宁疗护不同于安乐死。安乐死是在人为干预下结束生命，即使在世界上少数立法允许安乐死的国家，安乐死也属个别现象，批准手续极其复杂。因为安乐死毕竟是主动而非自然地结束别人的或自己的生命，毕竟是一种人类在现代科技条件有限的情况下，对病痛的无可奈何的屈服，也许算不上真正的优逝。

追溯每个要求安乐死的个例，人们会惊讶地发现，他们的内心深处都对生命有着深深的眷恋，只是因为某个要求和愿望（如止痛、不受疾病折磨、体能恢复、和谐的社会家庭关系等）难以实现，才心如死灰、痛不欲生。相信每一位有安乐死念头或积极推动安乐死的人士，在认真阅读《从容的告别》之后，都会从中受到启迪，重新考虑生命即将终结时该如何选择。

离世时"身无痛苦，心无牵挂，人有尊严，灵无恐惧"，即华人世界普遍追求的"身心社灵"俱安，也许才是最符合逝者利益的选择。这一选择的权力，需要我们每个人在健康的时候或者有清醒认知能力的时候去行使；只有在这时，我们才有可能做出最适合自己的安排，最终给自己的人生画一个完美的句号。

刘端祺
北京生前预嘱推广协会专家组成员

A
Good Life
To The End

Taking Control of Our Inevitable
Journey through Ageing and Death

目 录

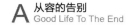

A
Good Life
To The End

Taking Control of Our Inevitable
Journey through Ageing and Death

引 言

每个人都应该对自己的临终负责

有人提醒我说，人们不会去读一本关于衰老和死亡的书，因为这类书让人感到太压抑了。其实当我们能够实事求是地面对死亡时，死神看起来也许就没有那么可怕了。我相信当一个人在变得虚弱，临近生命的终点时，如果还让自己陷在虚幻的希望中，那他就会感到更加压抑。认清自身真实的健康状况，有助于我们更好地掌控自己的人生以及相关决策。

对自己生命的结束有所准备能够解除亲属们的负担，否则他们将可能被迫为你的命运做出一些关键性决策。例如，当你遭受严重的颅脑损伤，注定将依靠他人度过余生时，他们该如何是好？亲属们在拿主意时不愿意显得对你不够上心、不够关爱，但无论做出什么决定，他们可能都会受到负疚感的折磨。

在相关的讨论中，有时人们认为要"坚守希望"，还会说出诸如"放弃了希望，就会失去一切"之类的话，不过是老生常谈。如果真的有希望，当然很好，但虚假的希望可能带来破坏性的结果。积极的思考应该占有一席之地，但不应该以无视现实为代价。例如，人们总是鼓励癌症晚期患者与病魔做斗争，这样一来，顺其自然的推论就是，如果病人在这场战斗中败北，那就意味着他们是失败者。虽然心态积极一些是好事，并且有利于最大限度地调动自己的生命能量，但否认事实对任何人都没有好处。

在本书中，我更主张理智的悲观主义，而不是虚假的乐观主义。悲观主义并不受人欢迎。政治家和新闻界人士总会刻意编造事实以便为现实涂上一层悦目的色彩。经济学家永远是乐观主义者。医学家只公布那些积极的成果，从而强化了虚假的乐观主义。乐观主义最好与一剂怀疑主义的药丸（不一定就是悲观主义）共同服用。

在西方国家，很多人是在医院的 ICU 里度过生命中最后的日子的。我是一名在 ICU 里工作的重病特别护理专家，也就是一名特护医生。我的职业生涯可以追溯到 20 世纪 80 年代早期。当时作为伦敦教学医院的一名专科医师，重病监护医学的逻辑和科学深深地吸引了我。我有不少医疗设备用来测量和监视病人的所有状况，也有不少其他设备能够维持病人的生命。延长病人生命的潜力看起来是无限的。我至今仍然为能够把一位本来必死无疑的病人挽救过来而感到激动，但能够为病人安排好告别世界的过程也让我备感欣慰。在这个过程中，病人不再感到痛苦，他们的尊严得到了守护，他们的亲属也接受了即将天人永隔的事实，以各自的方式了结了心中的悲伤。

鲜有例外的是，每当一天的工作结束时，总会有某位同事不甘沉默，照本宣科一般说这么一句："但愿这样的事情别发生在我身上。"

我们在医院和特护病房所照料的患者群体的变化，使我对生命临终问题产生了兴趣。当病人的年龄相对较小时，诸如严重感染和创伤等威胁生命的状况就有可能逆转。我们的专业能力使很多复杂的大型外科手术成为可能。我们现在能够对那些刚做过大型心脏外科手术和神经外科手术，需要接受数天生命支持，以便身体恢复的病人进行护理。一个几乎难以察觉的情况是，我们现在也开始治疗那些患有多种老年性疾病的高龄患者。如果我们的设备能够挽救那些患有致命疾病的年轻患者的生命，那么为什么不用它们来拯救那些老年患者呢？以前我们还经常考虑究竟应不应该收治那些年过七旬、刚做过大型心脏手术的病人。我们发现经过特护，他们中的许多人成功地活了下来。随后我们就开始收治年过八旬、然后是年过九旬的病人，我们甚至还护理过几个百岁以上的病人。

年龄不一定决定存活率，但我们一直以来忽略了年龄的明显影响。我们现在护理的很多老年病人，其病情和年轻患者一样严重，如创伤和感染，或者是在大型手术后需要特护。不过，他们的病情及其护理结果主要并不取决于这些状况，而是更容易受随着年龄增大出现的那些身体隐患的影响；也就是说，与年龄相关的症状与慢性病（如冠状动脉疾病、糖尿病、老年痴呆和关节炎等）共同积累的影响更大。比如，当这些症状和体内各个器官的普遍退化结合到一起时，这些年老体衰的病人就很容易在遇到感染、癌症，甚至是轻微的摔伤时，变得脆弱不堪。当这些因素叠加起来，就变成了现在还难以命名、也难以评级的一种状况。我们正越来越多地用虚弱这个词来描述这种状况。事实上，我们刚刚认识到，这些让老年人虚弱到需要住院的症状，其实只不过是这些老年人正在临近生命终点的征兆。注意到这一点是很重要的，因为它提示我们要以不同的方式来对待死亡。与其让病人在生命的最后几天或者几周进入 ICU，倒不如对病人和他们的照护者更坦诚一点。把病人的身体状况可能的变化向他们及他们的照护者说清楚，让病人对如何度过自己最后的生命时光有所选择。

本书向你呈现的有关衰老和死亡的故事，可不是迪士尼版本的浪漫故事；它不会告诉你怎样才能长寿，怎样才能治愈癌症，或者怎样避免老年痴呆。相反，我在描述衰老时会直言不讳，会告诉你衰老注定无法避免，还会指出衰老与临终和死亡之间的关系。就像临终和死亡一样，衰老也面临着一个理解和接受的问题。你不会接受自己不理解的事情，本书就尝试着把这些情况告诉你。

我在书中分享的关于病人的故事都是真实的，当然临床资料和病人姓名都改了。这样的故事不是只有我经历过。世界上绝大多数医院里都在上演着同样的故事。医院不会轻易承认这些病人的生命即将走到终点，并对他们进行更合情合理的照护。医生的使命是治疗病人，而不是放弃病人。因此，我并不想对我的同事们提出任何指责。作为医生，我们接受的训练就是要挽救生命，而不是放弃生命，我们不想对死亡是生命中自然而然、不可改变的一部分这一事实俯首称臣。在我的职业生涯中，我有幸和许多敬业且富有才干的医生、护士，以及联盟保健医生（allied health practitioner）们合作过。他们接受的训练是对身体的特定部位进行诊疗，以自己的专业知识和谨慎的态度为病人提供服务。

然而，当我们从更高处着眼时，发现的问题是，这样一来，我们就失去了那些医疗通才。就病人的总体情况来看，即使家庭医生们怀疑我们在医院向病人提供的护理不合适，也没有勇气对大医院的医疗专家和令人生畏的先进医疗技术提出质疑，更不会鼓励公众和社区服务体系按照老人的意愿，采用合适的方式来照顾那些正在走向生命终点的年老体衰的病人。

从那些生于 20 世纪 50 年代的人开始，人们从摇篮走向坟墓的生命历程就不断变得越来越医疗化了。即将分娩的妇女被送进医院，在紧张的分娩中，无法享受到太多缓解疼痛的举措，而且不被鼓励发出任何抱怨。婴儿一出生就会被从母亲身边带走，和其他新生儿一起放在一间很大的育婴房中。父亲不能参与这一过程，只能通过育婴室后面的玻璃窗稍微看几眼。

在婴儿潮中出生的这些人，接着自己又负担起了生育重任。这一代人现在要目睹他们的父母先得在医院里忍受一番折磨后，再接受拖拖拉拉的医疗化死亡，但病人自己和亲属却没有多少发言权。我希望通过本书发出一个行动号召：人们是时候对自己的临终负责了。

A GOOD LIFE TO THE END

Taking Control of Our Inevitable Journey through Ageing and Death

第一部分
重新认识衰老与死亡

诺瓦克是第二次世界大战期间被关在奥斯维辛集中营的一名犹太难民。我外祖父在人生的最后时期是由他来提供医护服务的。外祖父生病时，诺瓦克经常来探视他，最终也是由他告诉外祖母内莉和我的母亲玛格丽特，外祖父快要死了。1959 年，我的外祖父在家中平静辞世。

外祖父临终前家人看起来也没有太过忙乱。就我所知，他临终前也没有遭什么罪。大人们告诉我和弟弟，外祖父已经去世了，正躺在他的床上。我不记得以前曾听说过人会死这种事。大人们都很悲伤，我和弟弟觉得有点害怕，远远地避开了外祖父躺着的那个房间。那时候，孩子们不用去参加葬礼。我还清楚地记得外祖父生前的音容笑貌和他讲过的有趣的人生故事。

那时候，绝大多数孩子的祖父辈都是在家中告别人世的。在家庭医生们上门时所带的药箱内，各种诊疗器械都很齐全，不比医院里的少。那些诊断工具，比如听诊器、叩诊锤、温度计、血压计、检耳镜、眼底镜等，既是家庭医生也是医院使用的主流医疗设备。医院可以做基础病理检查和 X 光检查，家庭医生也有条件用上这些设备。

药品的种类是有限的，包括抗生素、镇静剂和止疼药，在医院和家庭医生那里都能得到。只有一些外科手术必须在医院里做。因为麻醉具有危险性，经常由护士或者助理医生来操作。家庭医生可以做一些小型手术。我的扁桃体就是由一个家庭医生在其手术室内割掉的，而所用的麻醉剂就是放在医生办公桌上的乙醚。

到了 20 世纪 60 年代，局面开始发生变化。针对人的身体，医学专家们发展出了不同的医学学科，如神经病学、心脏病学和肠胃病学等。同样，外科医生也开始分工。曾经，一个外科医生在某个早晨做上一台手术，这台手术可能既是腹部手术，也是胸外科手术，还有点矫形外科手术的成分在内；而今，这样的时代正在接近尾声。麻醉变成了一个单独的专业，和针对外科医生的训练一样，人们也对麻醉师提出了严格的培训要求。这使那些持续时间很长的复杂的外科手术，能够以前所未有的安全程度完成。医院慢慢出现了特护病房，这有助于病人在接受过复杂的外科手术之后，再进行一段时间的专门恢复。其他专业也随之发展起来，如免疫学、肿瘤学、老年病学、临终关怀学和介入性放射学等。精密的影像学检查和其他检查手段让医生们能够以极高的准确率诊断出各种异常状况。

这些变化都发生在医院内，与能够诊疗急症的医院相比，家庭医生们的差距很快就被拉大了。医院不再是不管能否治好病，你都可以去休息一下的地方。医院变成了它们自我标榜的医疗保健旗帜。这种变化在当时的影片中有所反映。当一个人由于病痛或者遭受伤害而倒在大街上时，以前旁边的人会喊"赶快去叫医生"，现在则变成了"快叫救护车"！

作为重病特别护理专家，我的职业生涯始于十一二年前，是在医疗技术有了爆发性发展之后开始的。尽管如此，那时毕竟还是这个专业发展的早期。在伦敦，我是首批被任命的重病特护主任之一。那是一段令人神思飞扬的日子。我觉得延长病人生命有着无尽的可能性。我掌握着生命支持设备，还有强效药物。对于正在施行的复杂的外科手术来说，我的专业是必不可少的。在手术后，如果病人的状况还是不好，难以返回普通病房进行护理，就可以先待在我们科室。我也能让其他病人保持存活，直到他们的身体状况能够自行好转或者治疗措施能够奏效。

那时候，我们科室有六张特护病床。现在我所在的单位有 40 张特护病床，每位病人每天的开销至少是 4 000 澳元①。发生改变的不只是特护病床的数量，还有我们所治疗的病人的情况——绝大多数病人的年纪在 60 岁以上，许多病人已经八九十岁了，还有不少人正处在生命中最后的几天或者几周。

我的母亲玛格丽特在 83 岁高龄时由于髋部骨折而被一家疗养院收治。她日夜努力，想着有朝一日能够回到自己家中独立生活，但最终未能如愿以偿。她的食宿是由一家老年护理机构安排的。她知道这是她唯一的选择，但这样的生活并不那么让她感到舒心，虽然这里的工作人员为她提供了精心的护理。

直到去世前几天，玛格丽特依然神志清醒。她无法忍受这里的其他老

---

① 1 澳元≈4.775 2 人民币元。——译者注

人，并且一直认为如果不是身体实在难以承受，她将会在外面过上"正常"的生活，做些"正常"的事情。

在生命的最后六个月里，她因身体出现了许多不同的状况而被不同的医院收治了 22 次。在进行髋部手术时，她被插上了导尿管，不幸的是，她实在不能适应这个东西。因此，她的许多次入院治疗都是因为尿路感染。塑料对身体来说是异质物，当它被插进膀胱或者静脉时，就绕过了身体的第一道防线，患者很容易因此出现感染。人的年纪越大，在感染面前就越脆弱。

对二十几岁的年轻人来说，尿路感染不过意味着吃点抗生素，卧床休息一天，然后就能正常下地活动了。对于老年人来说，这种感染可能具有致命性的危险。老年病人不只需要吃抗生素，还需要静脉注射，有时还需要服用更强效的药物来维持血压，甚至是需要住进 ICU。

玛格丽特也出现了很多其他问题，包括脊椎部位的细微骨折，需要定期用麻醉剂止疼。她还需要心脏起搏器和越来越多的药物来控制血压，降低胆固醇，并控制住心率。

她不像自己的父亲那样走得安详而有尊严。虽然医生为她采取了止疼措施，但她还是很痛苦，她的行动能力越来越差，最后连餐厅都去不了了。她感到孤独而悲伤，不想频繁地辗转于各个医院。

那时候，我的角色是人子而非医疗专家。我一点也不想干涉医院对她的治疗。在她最后一次入院时，参与她入院救治过程的一位专家来找我们，并向我们解释说，她即将离世了，继续治疗对她来说是残忍的，而且于事无补。他说，到了我们该对她放手的时候了。

那天晚上我的女儿艾米丽去探望她，我则在次日早晨去看她。由于服用了止疼药，玛格丽特显得昏昏欲睡，但认知是完好的。第二天，她平静地告别了人世。

我母亲去世的原因是什么呢？年老体衰。但现在的死亡证明不允许这么写。必须从我母亲临终时出现的各种状况中任意选出一种，作为她死亡的原因。同样，你也可以选择其他促成她死亡的状况作为她的死因。因为当人死亡时心脏会停止跳动，因此普遍的情况是：把死亡的主要原因归结为心血管功能衰竭。如此一来，这就成了老年人最普遍的死亡原因。当人年老体衰时，消亡的过程就开始了，心脏停止跳动正是这个消亡过程的一部分。

"肯，我这是怎么了？"在生命的最后六个月，母亲总是这么问我。

医疗要建立在"诊断"的基础上，上大学期间，我们一直在学习这个令人难以捉摸的概念。如果只是给一位在某一个方面出了问题的年轻人做诊断，这个说法很在理。同样地，如果病人只有单一的病症，受侵器官方面的专家能够对此进行救治，那么医院对病人来说就是一个非常合适的地方。不幸的是，这种情况非常少见，尤其是在像我母亲这样的老年人身上：这些老人是在走向自然死亡，任何专家、任何救治措施、任何药物对此都已无能为力。这不是说我们就不应该对老年病人进行治疗了。我们有很多方法对老年病人进行支持。首要的一点是，我们要实事求是地认识到现代医学的局限性。然后，我们要为老年病人提供一些确实有价值的东西，比如把他的友人和家人组织起来，大家一起轮流做老人的陪护者；给他们提供真正的援助；确保他们的居所整洁；为他们洗澡，帮助他们活动；为他们提供食物。而这些都与医疗无关。

从病人的角度来看待这些接近生命终点的老年人比较好，而不是把他们的身体细化成各个器官，再给那些由于老年性退化而出现的各种症状都冠上一个医学名称。当对这些由年老而引起的症状进行总体描述时，虚弱（frailty）这个词就变得很有用。针对虚弱，有很多不同的评分体系，它们以不同的方法来描述衰老对身体产生的影响，并集中关注一些显著的特征，如步行速度、自如活动能力，以及自理能力。在本书的后面，我们还会对虚弱这个概念进行更详细的讨论。

事实上，现代医学对老年人的死亡几乎无能为力，但医生们还是把这件事大包大揽了。他们的初衷就是要让你的身体状况好转，不承认人的衰老和死亡本就无可逃避。他们很少能够坦然自若地和病人讨论预后状况，也不鼓励病人自主选择如何度过自己生命中最后的时光。然而，即使医生们能够这样做，并且老人们也希望这样做，社区护理还是存在资金严重不足的问题。社会在健康方面的投资还是越来越倾向于支持发展医院中那些先进的技术和设施——这是能够创造奇迹的技术，但在延长老年人寿命方面并没有什么作用。

社会需要人们拿出不同的行事方式，医学需要和社会更紧密地联系起来，这不仅体现在应该讨论哪些事情上，还体现在不应该讨论哪些事情上。

02
衰老究竟意味着什么

事实上，我年龄越大，就越能接受自己身上的缺点。

伊莎贝尔·阿连德，《日本爱人》

根据世界卫生组织给出的各种定义，人们在 60 岁或者 65 岁时正式成为老年人。这个数字是人为规定的，并没有任何科学依据。

变老意味着什么呢？虽然那些外在标记可能会被面霜、饮食和整形手术所掩盖，但背后，生命时钟一直滴答走个不停。衰老实际上是由生理特性决定的一个过程，标志着遍布全身运行的那些网络——神经系统、内分泌系统和免疫系统，都渐渐终结。随着年龄的增长，我们身体中那些较小的 DNA 转录错误会逐渐累积。一生之中一个人的很多基因会出现微小的变化，但不会在短期内突然出现少量基因的巨大变化。这个过程是由基因决定的，而且是非常易变的。"易变"这个词给了我们所有的希望——比抗衰老面霜和肉毒杆菌带来的希望还要大。有些人早早就生出了皱纹，身体变得僵硬，头发也变得灰白。另外一些人的衰老过程则被延迟了，他们比同龄人显得更为年轻。年龄逐渐变大是难以改变的命运，人们无法自欺欺人，但可以确保不会因为一些后天的不良行为，比如药物滥用、不良饮食和缺乏锻炼等缩短自己的寿命。

人的一生中，先是成长，然后成熟，最终又在不知不觉中衰老。衰老没有什么生物学意义。你生下来就是要走向成熟，繁衍后代，留下你的基因，然后在成为家人和部落的累赘之前死去。衰老是细胞有规律地死亡的结果，是最基本的生物学过程。我们会在后面讨论这个问题。

作为衰老的一部分，细胞会经历永恒的不可逆的生长停滞。它们的外观会改变，同时伴有 DNA 和染色体上的变化。染色体终端是位于染色体端点上的少量 DNA，能够保护细胞复制过程，防止发生基因突变。它们是一次性缓冲物。对这些细胞的一些保护来自端粒酶反转录酶，或者称 TERT。随着年龄的增长，身体会逐渐失去这些保护性端粒，染色体会慢慢萎缩。有时这被称为复制性衰老。在衰老的过程中，发生的细胞分化越多，失去的保护性 DNA 也就越多。这一过程是有时限的。当这种情况发生时，染色体终端就会缩短，这在很大程度上定义了衰老。细胞损耗老化之后，就会停止有效的复制。其结果就是，人的外貌和身体机能都衰退了。

皮肤是研究人体衰老进程的一个很好的起点。克莱夫·詹姆斯（Clive James）是澳大利亚的电视专栏记者，翻译过但丁的作品。他也是一个很好的生命观察者，他指出衰老最早的标志是肘部后面皮肤上出现的皱纹。

皮肤把我们的身体整个包裹了起来。它能帮助我们控制体温、维持体液和电解质的平衡；皮肤中的神经还能帮助我们感知温度、疼痛、压力和快感。皮肤共有三层：（1）表皮，由皮肤细胞和色素构成；（2）真皮，包含血管、神经和毛囊以及皮脂腺；（3）皮下层，也是更深的一层，包含汗腺、血管和脂肪。每一层都有连接组织，由胶原蛋白提供支撑，还有弹性蛋白纤维给皮肤带来弹力。

随着年龄的增大，表皮会越来越薄；黑色素细胞或者色素细胞的数量会减少，但形体会增大，所以人的皮肤会变得越来越苍白、透明。较大的色素斑点——黄褐斑或者老年斑，会变得较为常见。我自己身体衰老的第一个信号是，25岁时，我的脚踝骨后边的那块皮肤处出现了一小块色素沉淀。这可把我吓坏了。

皮肤每一层的连接组织都会随着年龄增长而减少，从而降低皮肤的弹性和强度，这个过程被称为弹性组织变性。对于经常暴露在太阳底下的人，比如农民，他们的皮肤最终会变得像皮革一样。

随着年龄的增长，人的血管逐渐变得脆弱，这会导致容易出现瘀伤；分泌油脂的腺体更少了，会导致皮肤越来越干；皮下脂肪减少，导致身体更不耐寒，而汗腺的减少又让人更不耐热。身体表面的各种瑕疵，如疣子变得更加常见。皮肤的外观也与体内的水分含量有关。新生儿体内有80%的水分，这一比例到30岁时大约降至60%，而到80岁时就剩下40%了。因此，人的年龄越大，身体就会变得越干瘪。老祖母的皮肤和新生儿的明显不同。因为年龄越大，人体内包含的水分越少，人也就不像年轻时那样需要喝很多水了。年龄增长所带来的为数不多的优势之一是，和婴儿相比，成人更不容易脱水。

皮肤起皱（经常被看作衰老的第一个信号）是衰老后弹性蛋白和胶原蛋白减少的自然结果。重复性的肌肉活动会让皮肤皱纹出现得更快，比如眼睛周围的皮肤，而吸烟、紫外线、水分摄取不当和减肥也会导致皱纹增加。肉毒杆菌素能够让肌肉麻痹，从而使皱纹不再突出。不抽烟、避免阳光直射也能减少皱纹的产生。外科整形手术能够暂时拉伸原来的皮肤，但无法减缓皮肤必然的衰老进程。面霜更不能减缓皮肤衰老。化学品很少能通过皮肤吸收，尤其是胶原蛋白和血清这样复杂的大分子，皮肤更难吸收。它们只能堆积在皮肤上，最终被洗掉。买化妆品的钱就这样打了水漂。

让我们再来看看头发……记住，头发是没有生命的，所以它们不需要营养。不要听那些承诺能让你的头发变得更有生机的产品广告。不论往头发上抹什么化学物质让它变得更飘逸、闪亮，它都是没有生命的东西。随着年龄的增长，由毛囊产生并能给头发增添色彩的黑色素也会减少。通常人到30岁时，头发就开始衰老了。这是由基因决定的，除了染发，其他什么办法都不能减缓头发变白的速度。

每根头发的寿命是2~6年，这也是由基因决定的。人体衰老以后，头发增长的速度难以赶上脱落的速度。头发会变得越来越稀，颜色也会越来越淡。很多毛囊不再长头发。这是一种生物逻辑，因为当你的年龄增长到一定阶段时，你将不再承担繁衍功能，所以也就不需要再保持吸引力了。你也会失去面部和身体上的毛发，剩下的毛发也会变得更粗糙，尤其是女人下巴和嘴唇周围的毛发以及男人的眉毛、耳朵和鼻子周围的毛发。

随着年龄的增长，指甲长得更慢了，颜色更黯淡、更易碎。它们甚至可能变成不透明的黄色。

肾脏的衰老过程一点也不优雅。人刚出生时，肾脏的重量大约是50克，到40岁时它会达到大约400克的最大值。如果人能够活到90岁，它就会慢慢缩小到大约300克。肾脏内包含着数以百万计的小过滤器，被称为肾小球。它们能够过滤体内的肌酸酐、酸和尿素等废物，精确地调节体内的钠离子、钾离子等电解质的平衡。人从20岁开始，肾脏的过滤能力就开始减弱了。肾小球的数量下降，肾小球的功能也会因为漏隙变大而大打折扣。等人到了 80 岁时，其数量就会降到当初的一半。支持这些过滤器的血管将变得僵硬，进而影响肾功能。

人体内产生的尿液通过两条输尿管输送到膀胱内，两条输尿管各连着一个肾脏。当人上了年纪以后，膀胱的弹性就会降低，膀胱存储尿液的能力也会下降，这意味着你晚间跑厕所的次数会更多。控制膀胱的肌肉萎缩，意味着你更容易尿滴沥。即使前列腺没有增大，男人仍然会遭受膀胱老化之苦。自由市场经济的优点之一是其随时而变的能力，在数量越来越多的抗衰老产品中，我发现其中有一种产品的作用是帮助老年人来应对这种"小小的难言之隐"。

肝脏是人体的动力室。它有多重作用，包括：分泌胆汁；为凝血这一种重要的人体机能合成蛋白质；储存能量；计划应该制造多少营养素以及应该把营养素分配到哪里；净化我们自己体内产生的有毒且又危险的化学物质，并对衰老过程中体内所积累的酒精和其他药物进行新陈代谢。除了大脑之外，肝脏是唯一一种我在重病特护病房内无论如何都难以支持其运作的人体器官。对肝脏没有类似于肾脏血液透析这样的支持方法。

当我们老了以后，肝脏会发生什么状况呢？它会变得更小，颜色会变成棕褐色——这就是所谓的"褐色萎缩"。胆汁分泌得更少了。当人活到 60 岁时，肝脏的血供应就会降低到原有水平的一半。这限制了它维持人体机能的能力。等到了 80 岁左右时，剩下的肝细胞就只有 40 岁时的一半了。剩下的肝细胞通常会显示出衰老的征兆。到了 90 岁时，肝脏的重量就只有 30 岁时的一半了。随着老化的继续，肝脏的很大一部分会变成脂肪。换句话说，它已老态龙钟，已经难以胜任以往的重任。更重要的是，你的酒量下降了。肝脏细胞能够制造一种叫作乙醇脱氢酶的酶素，肝脏萎缩而且其细胞没有得到替换时，这种酶素的数量就会下降。宿醉的情况会变得更严重。也许有些聪明的企业家会想到在酒中加上点乙醇脱氢酶，这样就能赶上那些年轻人了。这可能还会让其他酒友对你刮目相看。但相对于喝酒的目的来说，这种做法有些煞风景，因为这样一来，你就难以享受到饮酒带来的美妙感受了。再者，这样做可能也会让那些一门心思要制造出低酒精度的美味佳酿的人们失去动力。

嗅觉系统也会随年龄而老化。在你的想象中，那些大腹便便的人们过着享受美酒、雪茄和美食的生活，但这种印象是错误的。因为这些人的嗅觉和味觉功能都已经严重下降了。人老了就像是一匹长齿老马，这倒不是因为牙还在长，而是因为牙龈萎缩，显得牙变长了。

消化系统的功能也下降了。从顶峰开始，人的舌头慢慢会变得没那么好用；如果牙齿还在的话，也不那么好用了；口腔后部负责吞咽的肌肉，也不再像正常情况下那么协调了，难以利索、高效地完成吞咽的动作。察觉到食物误入气管的咽反射，在老人身上减少了40%。甚至进入咽喉底部或者食管中的食物，被输送到胃部的过程也会延迟。有时，由于位于食管和胃之间的括约肌功能变弱，人还会出现反胃现象，这就是所谓的胃食管反流病（GORD）。如此一来，食物和液体会被吸入肺部，导致得肺炎的风险升高。在痴呆症患者身上，这种情况会更加严重，这往往也是导致他们死亡的最终原因。

老人还可能会有饭后低血压的苦恼，因为在吃饭后，血液供应会被分流到肠道，导致心脏和大脑等重要身体器官血流供应不足。这样，在吃饭后人就会感到眩晕，甚至可能会跌倒。

当人衰老时，支配肠道的神经功能下降，并变得不再那么有效。肠道的蠕动减弱，便秘发生率就会增高。在重病特护过程中，老年病人的胃部会由于气体集聚而变得鼓胀。这一部分是由于胃肠蠕动迟缓，另一部分是因为病人生病以及仰面躺着接受护理。在身体的重量之下，病人的肛门紧贴着床单，这时候排气会变得很困难。我们有时需要使用药物来刺激肠道运动，还要让病人侧卧以便把后背露出来。

肠道末端的情况更糟糕。直肠和肛门的功能弱化。直肠的敏感性和肛门的收缩力都会下降，也许这能够解释为什么老人会不由自主地放屁，会大便失禁，以及内裤常常会留下粪便的痕迹。

当人生走向终点时，人的体重开始减轻，变得日渐消瘦——这是由变老带来的厌食症导致的。厌食症可能有很多原因，包括嗅觉和味觉退化，胃部的结构性变化导致过早出现饱腹感，以及激素分泌反常。也许还有其他一些因素，比如全身无力，没有兴趣，以及身体由于新陈代谢变慢而不需要过多的营养。

除了皮肤之外，身体姿态也成为衰老的明显标志。骨骼在体积和密度上都会缩减，变得更脆也更容易骨折。钙质开始流失，尤其是在妇女和那些不注重锻炼身体的人身上表现得更加明显。脊椎尤其会受到影响，它的弯曲和压缩更为明显。由于身高变矮，关节或者椎骨间的空隙也缩小了。脚部的足弓变得不太明显，进一步降低了人的身高。不过，胳膊和腿由于还保持着原来的尺寸，所以看起来似乎更长了。

骨骼上的关节出现退化，产生的润滑液变少。于是软骨开始互相摩擦并受到侵蚀，退行性病变开始加重。矿物质可能会积存在关节中，尤其是肩部关节中，这会导致关节活动越来越不顺畅，运动时的痛感越来越强。有一些关节，像臀关节和膝关节，损害程度很高，有时甚至需要更换。关节部位会红肿发炎而且僵硬。关节炎和类风湿性关节炎变得很常见。以往一些很简单的动作，比如从汽车上下来或者从椅子上站起来，都会变成很费劲的事情。在早晨或者从静止状态出发做某些事情需要很长一段启动时间。

肌肉也开始受到衰老的影响。这种变化被称为肌肉衰减症，会让肌肉纤维在体积、数量和成分方面都发生衰减。我称之为"汉莎航空症"，因为我第一次注意到这个症状是在我 50 岁，有一次从汉莎航空的飞机上下舷梯时。当时，我提着一个很重的行李箱，忽然发现股四头肌不太给力，必须紧紧握着舷梯的扶手才行。从此以后，情况一天不如一天。慢慢地，我开始在各种场合越来越依赖栏杆，因为从地上站起来很困难，在草地上也不能说坐就坐了。

肌肉萎缩、衰减的速度主要取决于基因，但是通过身体锻炼和体重控制来保养身体会有效地减缓这一速度。肌肉纤维不仅在数量上会减少，其自身体积也会萎缩。脂褐质（一种与年龄相关的色素）和脂肪会积存在肌肉里。肌肉纤维会慢慢失去弹性，变得僵硬，这也是为什么我们都爱吃仔鸡的肉，而不爱吃老鸡的肉。有些种类的肌肉比其他种类的肌肉衰老得更快一些，比如手指头上的肌肉就是这样，这让手指头显得更纤细和骨感。尤其让女性不开心的是她们上臂肱三头肌的下垂。

因此，就像我们已经看见过的那样，人会变得身材更矮，背、髋、膝关节变得更弯，并且失去挺直的能力。另外，脖子变得倾斜，肩膀变窄，骨盆显得更宽。走路更不稳了；步伐变慢，步幅变小；当肌肉的力量和耐力下降时，人就更容易感到劳累。皮肤变得更容易出现轻微的抽搐，有时候人还会感到如坐针毡，或者感觉异常。这样的话，助行架甚至轮椅正在前方等着你。

当身体变得更虚弱、平衡能力受到损害时，跌倒的风险就会越来越高。医院会评估这一风险并采取措施加以预防。预防病人跌倒是评估医院表现的指标之一。在我曾经工作过的一家医院里，病人会被限制在床上，以便医院能够改善自身业绩。这样待着不动的话，病人跌倒的风险是降低了，但肌肉萎缩的风险又提高了，并且骨头矿物质流失的速度更快了。

视力退化也让老人们更容易跌倒。光线首先通过角膜进入眼睛，然后通过眼睛中的晶状体传导，把影像聚焦到眼睛后面的视网膜上。这个影像又通过视神经传导到大脑的后部，此时人就能注意到看到的图景了。这是一个完美而复杂的系统，为了获得准确的图像，这里的每一个组件都是必需的。

当有天晚上我在车内昏暗的光线下阅读道路指南感到很费劲时，我第一次意识到我需要一副老花镜了。我觉得戴老花镜没什么不方便的。鼻梁上架这么一副眼镜，能让人们更认真地对待我！我的眼睛已经老花了——已经失去了聚光读小号字的能力，即使把书本放得更远并且眯起眼睛也没什么用。人一般从 40 岁开始，眼睛就开始老花了。在视力方面，也还有其他一些与年龄相关的问题。眼睛中的玻璃体不再能准确地在视网膜上聚焦，导致了光的散射，从而造成散光。对颜色的知觉方面出现了一些微妙的变化。泪腺的分泌减少，眼睛会感到干涩。

飞蚊症和闪光症是由眼睛液体中的粒子引起的，是衰老的自然结果之一。然而，与年龄有关的黄斑变性非常影响视力。白内障和青光眼也是人在变老的过程中出现的普遍性问题。白内障是由于眼睛中的晶状体变得模糊并且不再柔韧。晶状体模糊影响了视力，而弹性降低又影响了视线在比较小的字体上聚焦的能力。晶状体模糊或者白内障都可以通过外科手术来解决。

当人上了年纪以后，眼睛里还会出现角膜老年环。它通常是一道环绕着角膜的、白色或者灰色的不透明的线，看起来就像围在虹膜周围的一个圈，或者眼睛中带颜色的一部分。它通常从眼睛的 6 点方向开始，向 12 点方向逐渐延展成一个圈。这是提示身体已不再年轻的另外一个信号。

当上了年纪之后，人的感官中不是只有视力会受到影响，而是所有的感官都会退化，包括听力。耳朵能够发挥两个作用：听觉和平衡。当你的耳膜或者鼓膜通过由神经网连接到大脑的三块小而纤巧的骨头来传送声音时，你就能听到声音了。与年老相关的听力下降被称为老年性耳聋。这会导致老年人听高频率声音和分辨声音的能力下降，尤其是在有背景噪音的情况下（这就能解释为什么在餐馆和聚会的场合，听对方的声音会越来越困难）。换句话说：当上了年纪以后，就不要再买昂贵的音响系统了，因为你已经听不出声音中的细微差异了。

数千个微小的内耳毛细胞能够接收到音波，并将其转化成内耳中的神经信号，内耳又会将这些信号传输到大脑，这时你就会收到这些信号并对其进行解读。当这些微小的内耳毛细胞死亡或者损伤，而且没有得到更新时，听力就会受损。和因为衰老而出现的其他大多数问题一样，听力受损始于何时以及程度如何主要由基因决定，但也会因其他因素的影响而加重，如反复暴露在噪音之下、患病或者服药。

让我们从复杂的视力和听力问题再转向其他"大型项目"。心脏和肺属于所谓的重要脏器。它们为身体细胞提供维持生命所必需的氧气和营养。心脏把血液送到肺中，肺吸收氧气，然后把氧气送回心脏，由心脏把血液泵运到全身。在这趟旅程中，血液中的氧气被输送给各种身体组织，然后静脉又把血液输送回心脏，心脏继续把血液泵入肺中，然后再去重新装载氧气。血液在返回心脏的过程中，从肠和肝脏带回了营养物质。血液在人体内不停地循环往复，从在母体内的时候起，一直到心脏不再跳动、血液循环停止的那一刻，也就是死亡时，它才会停止流动。

进入老年后，你的血液循环就会慢下来，临近细胞的毛细血管壁会增厚。不幸的是，这里是与氧气和营养物质交换相关的活动发生的地方，所以这样一来，这些交换活动就会慢慢变得效率更低，并且循环速度也会变慢。不过，更大的变化发生在动脉内部，尤其是那些重要的动脉（主动脉）里。主动脉要经受心脏的每次收缩带来的全部压力。这些连续不断的压力冲击会引发变化，就是我们所熟知的"硬化"。主动脉以及其他动脉会由于血管壁变硬而变得更僵硬，而胆固醇沉积，最终还会有钙沉积，会让问题变得更糟，会让主动脉变得像骨头一样。这个过程也被称为动脉硬化。这是人体衰老过程的一部分，但是有专门的医学名称。它在不同的时间会发展到不同阶段，主要由基因决定，也会受到抽烟和饮食等外部因素的影响。

主动脉因为变硬了，所以弹性下降，不能再很好地适应心脏每次跳动带来的压力变化。心脏必须更努力地搏动，因为面对硬化的主动脉，推动血液循环所需要的压力必须提高。吸烟尤其会加速动脉硬化，会推高血压，吸烟者的动脉不仅会变硬，还会变狭窄，最后发展到血液供应不畅，尤其是腿部，这有时还会造成截肢的后果。

随着年龄的增长，动脉硬化是不可避免的，无论你的生活方式有多健康。因此要把血液泵进硬化的动脉血管中，就需要更大的压力。很明显，如果压力太大的话，处于高压力末端的器官，如肾脏、大脑和眼睛，就会受累。很多老人会服用降压药，这能延缓甚至防止中风的发生，也能减缓心脏和肾脏机能的退化。然而，当你衰老时，对压力的要求会上升。你不希望看到老年病人每次站起来时，会晕眩甚至跌倒，这正是血液压力不够高，难以对大脑进行充分供血的结果。

血压升高的结果之一是心脏会出现问题。血管壁不得不变厚并提高强度，以承受增高的压力。当张力上升以后，心脏就会变得更大，抽吸能力就开始失效。在全力运转的心脏上就会形成瘢痕组织，这让心脏变得更僵硬，在每次搏动之后难以恢复。这样血液就不可能注满心脏，以进行下一次搏动。心脏要努力泵出足够的血液，在每次搏动后还要努力恢复再注满血液。心脏搏动的逐渐衰竭，是衰老过程和临终过程融合的主要推手。

心力衰竭的症状包括呼吸气短、腿肿胀、劳累和运动机能下降。血管变窄以及为了维持血压、进行全身供血而增大的工作量也会累及为心脏供血的冠状动脉。当然，像胆固醇增多、糖尿病和血栓这样的因素，最终也会导致变窄、变硬的血管堵塞，引起心脏功能下降，诱发心脏病。

在心脏上形成瘢痕会影响控制着心脏正常跳动的神经传导系统。它会导致心脏瓣膜内，尤其是主动脉瓣膜内的钙沉着。这常常被称为高龄钙化性主动脉瓣狭窄，可能需要进行修复。

很多这样的病理现象主要是由不可逆转的衰老引起的，不像各种单独的疾病可以治愈。对医药行业来说，病人老化的心脏是富饶的金矿。心力衰竭可能是由冠状动脉堵塞引起的，需要通过冠状动脉手术来疏通。越来越常见的是，心脏病专家正在用更加安全、创伤更小的方法来做同样的事情。抗凝血剂，如阿司匹林以及其他更昂贵的药物，可以用来防止动脉堵塞；心脏起搏器能够让心脏保持搏动；药物能够控制心律失常和血压；当心律失常时，药物还能防止病人出现中风；还有其他药物能够降低人体的胆固醇。为了治疗心脏和血液循环方面的功能退化，人类专门建立了一个规模庞大的医疗产业。

除此之外，关于肺的老化问题，人们听说得不太多，起码它不像心脏、皮肤、骨骼、肌肉、关节和大脑那样备受关注。也许这是因为肺只有在人真的走向生命的终点时，才变得更重要。和其他很多器官一样，肺也是在人20岁时发育成熟的，并从此开始走下坡路。当肺的功能下降，咳嗽变得无力，分泌物开始增多，最终发生感染时，人就染上了肺炎——这是老年人的"朋友"。病人因肺炎告别人世时不会有痛感，会显得很平静。

人死前出现"喉鸣"是因为难以有效地通过咳嗽把分泌物咳出来，因此在每次呼吸时，都会发出上下起伏的呼噜声。这样的呼噜声也可能是心脏衰竭后，由存在肺里的液体引起的。胸骨的变化，负责呼吸功能的肌肉萎缩，以及肺本身发生的实际变化，这三种因素结合起来导致肺功能衰退，使其抗感染能力下降。

肋骨变得更薄、更脆弱，导致呼吸时胸腔的扩张和收缩都变得较困难。脊椎变短之后，肺的空间被压缩得更小，带动肺呼吸的肌肉，尤其是横膈膜就变得更加虚弱。这会导致人的运动能力减弱，还会让人感到疲乏气短。

肺部组织也会随着年龄的增长而变化。用于换气的肺泡变得松弛而失去原本的形状，导致形成老年性肺气肿。这一状况还会因为肺部组织失去支撑结构而进一步恶化。除了这些变化之外，高龄老人的肺部组织也不再像年轻时那样能够抵抗感染了。这意味着你再也不能像年轻时那样畅快地呼吸了；慢慢地，你连吹灭生日蜡烛的力气都没有了。衰退的速度是可以变化的，但是当你到 80 岁以后，与 20 岁时相比，肺部组织的机能可能会下降 70%。说起来算是老生常谈了——衰退的速度主要是由基因决定的，但是吸烟这样的外界因素会使情况雪上加霜。很多 80 岁的老烟民只能坐在椅子上不动，一站起来就喘不过气来。

声音也与肺密切相关。当肺不能生成速率足够强大的气流时，声音就会显得微弱。喉部肌肉的衰退会使情况变得更糟糕——这会缩小发声的范围，使声音的音调变得更高。

最后，让我们来讨论性功能的问题。性器官的老化不能孤立地从它们的主要功能——性欲谈起。原因很明显，可能应该分别来讨论男性和女性。性能力本身就应该放到一个包含着各种相关元素的广义语境下来观察，比如生殖器、性激素、神经、心理和社会环境。

我们知道性欲会降低，性器官勃起和性交次数都会随着年龄的增长而减少，但这也会受到很多因素（比如人的总体健康状况、并发疾病和社会背景）的影响而变化。

根据解剖学的观察，随着年龄的增长，女性的阴道会缩短、变窄，阴道壁会变薄，阴蒂会萎缩，分泌的润滑液会减少。无论在性方面有多活跃，也很少有女人能在 40 岁以后自然受孕，她们的卵子质量严重下降，通常连试管受精也做不成。

很多老年男性的前列腺会发生癌变，即使是因其他问题去世时，他们的前列腺在一定程度上也存在着问题。男性的阳痿问题会更加严重。到了 65 岁时，大约五分之一的男性会存在这一问题。他们会勃而不坚，射精量变少。同时，他们还会出现其他很多增龄性问题，比如关节炎、肌无力、痴呆，还有其他并发症。当然，让问题变得更加复杂的因素还包括夫妻关系、所处的社会文化背景，以及人的心理素质。

我在本章一开始就提到过，衰老本非人类成长的题中之义。按照进化论的原则，人类与生俱来的简单任务就是活过童年时代，长到青春期和成年早期，把基因传下去，然后就告别人世——就好像大马哈鱼在它们身体发育的最高峰时期洄游产卵，然后死亡一样。很多伟大的运动员在 20 多岁达到运动生涯的顶峰；人到 35 岁之后，各项运动技能都开始走下坡路了。

从 20 多岁开始，人就走向衰老了，在疾病、创伤以及各种环境磨难面前，变得更加脆弱。纵然如此，靠着医疗和卫生保健事业的发展，人还是能够高枕无忧地从中年步入老年。我在特护病房里见到，有那么多人，在生命走到终点时，依靠着生命支持设备苟延残喘。有时候，我能为他们解决其生命正面临的一些迫切的威胁，如因为从梯子上掉下来而受伤或者尿路感染。然而，当同事打电话说，"我这里有病人需要你的帮助。他 95 岁了，但身体挺硬朗的"时，我会因束手无策而心生烦恼。

从身体老化程度上来说，一个95岁的老人怎么可能依然硬朗呢？他可能还能干点零活，还能够帮助照看孙辈或者曾孙辈；他理应得到那些熟识的人的尊敬和爱戴。但是，他毕竟已经风烛残年，所以没有能力抵抗哪怕是肺炎这样微小的身体侵害。正如医学治疗中的绝大多数情况一样，这里存在着不确定性。在不确定性之外，还要加上来自同事的压力、社会对医学不切实际的期待、悲伤而焦虑的病人亲属，以及我们接受的以"治疗"病人为宗旨的医学训练。结果是，我们可能会给人们带来虚幻的希望；我们不能实事求是地看待病人存活的概率，以及这种存活造成的情感成本。我们甚至没有认真掂量一下，即使病人侥幸能够出院，在剩下的有生之日会过上何等质量的生活。

即使承认了存在不确定性，我们还是可以讨论"无益"或者无效的治疗，也包括临终这样的概念；在哪些情况下，治疗是不会有效果的；如果没有ICU中的各种医疗设备的支持，病人能否存活；要坦诚地讨论病人的目标并判断这样的目标究竟能否达成；治疗带来的负担是不是绝对会超过收益。临床医生经常会过高地估计他们采取的治疗措施的意义，而低估其造成的伤害。我们需要转向以患者为中心的方法，而不应让短期的医学目标来决定如何选择。

在如何度过余生这个问题上，绝大多数老年人并没有真正的选择权。实际上，他们去日无多这一事实甚至没有被付诸讨论。可是有一些数据能够提醒我们，有些老人留在人间的时间可能连一年都不到了。

面霜和整形外科手术无法阻止衰老的进程；药物治疗和某些外科手术（比如关节置换术和冠状动脉搭桥术）能够改善生命质量甚至能延长生命；健康的生活方式可能有助于你活到自己的天年——但上述任何事情都不可能让你超越自己的潜在寿命。人的老化过程是没法叫停的。

03
从细胞凋亡看清衰老

人生是短暂的轮回。在构成我们身体的数以亿计的原子中，每一个原子都肯定穿越过很多恒星，并且曾经是数以百万计的有机体中的一部分，这其中包括其他人类成员，然后按照它们的方式，变成了你这个人。

比尔·布莱森，《万物简史》

细胞凋亡的过程是从怀孕开始的。来自父母双方基因的结合，决定你的身体将如何老化——这是指自然死亡和身体细胞分解的时间，也指身体组织的退化，以及组织和器官之间所有网络和联系的逐渐失效。

在护理一个最后因严重感染而死亡的终年 86 岁的老妇人时，我更加深刻地认识到了基因决定死亡这一事实。感染是导致老年人死亡的常见原因。老年人已经失去了抵抗感染的体力和免疫力。当我们努力联系上这个病人的双胞胎姐姐时，我们惊奇地发现，就在前几天，她也由于严重感染而在另一家医院的 ICU 里去世了。

细胞凋亡是一个先天注定的细胞死亡过程。"凋亡（apoptosis）"这个词来源于希腊语，原意是植物的花瓣和叶子掉落下来。它不牵扯外部因素。你的细胞死亡是先天设定好的程序；你的身体会慢慢分解，再融合到大自然中，并以其他的生命形式重现。

即将死亡的细胞会在其表面显示出分子，这意味着它们已经准备好牺牲自己了。当细胞自我毁灭时，有少量的细胞会分解、破碎，细胞也会收缩。有很多途径和信号能导致细胞凋亡。

细胞在内部分解之后，残存部分还会被称为巨噬细胞的"游动杀手"歼灭。巨噬细胞的行动无声而迅疾，它能在濒死的细胞吐出内容物、在其周边引起化学性损伤之前将其吞噬掉。借助特殊的工具，你能在巨噬细胞中观察到被吞食的细胞残片，此时巨噬细胞正在履行自己的使命。

过多的细胞死亡就会造成肌肉萎缩、消瘦或者特定的病症。在平时，如果细胞的平衡失去足够的控制，就会引起细胞增殖，可能使人患上癌症。有时候，癌症的发生是因为出错的细胞能够被复制而不是通过细胞凋亡被清除掉。其他病症也能引起过度的无规则的细胞凋亡，比如艾滋病就是这种情况——骨髓中的淋巴细胞由于细胞凋亡失控而以过快的速度死亡。

生命本质上就是你的身体细胞持续不断地再生和死亡的过程。由于细胞凋亡程序的作用，成年人每天估计有上万亿个细胞死亡。有丝分裂或者细胞分裂这一现存的细胞持续不断的复制过程，又对细胞凋亡过程起到了平衡作用。细胞凋亡过程和细胞分裂过程是同时进行的。在生命的不同阶段，这个平衡也是变化的。在儿童和青年时代，细胞分裂数目超过细胞凋亡数目，因此人会成长。在青春期后期，二者就达到均衡状态了。随后死神就开始占领上风了，死亡的细胞数量开始超过再生的细胞数量，皮肤开始皱缩，肌肉开始减少。这就像科幻电影里的某个情节——你开始吞噬你自己了。

别太激动。就我们目前所知，细胞凋亡过程对人类是至关重要的。例如，在胎儿阶段，手指间和脚趾间的细胞都会经历细胞凋亡，这样的话，手指和脚趾才能分开。同样，在出生以后，细胞凋亡会让人保持完整和活力。当过了"有效期"后，细胞必须被清除掉。

我们才刚刚开始了解死亡的进程。例如，在细胞中存在着胱天蛋白酶（caspases）这种特殊的蛋白质。胱天蛋白酶通过攻击和劈裂细胞中的结构蛋白质，帮助设计出程序化的摧毁过程。它们存在于整个动物王国，是进化这一宏大进程内在的一部分。胱天蛋白酶会有选择地切开自己的少量细胞。死亡这一过程不是大规模地拆毁，而是从内部开始精心切割。

对于细胞的自戕，还有另外一组蛋白质也很关键，那就是 Bcl-Z 蛋白家族。这个家族中的一些成员支持死刑，而另外一些支持存活。它们之间持续地相互作用。如果拥护死刑的家族成员更多，判决就算通过，并且会着手执行。

线粒体是细胞的另一部分，也在这一过程中发挥了一定的作用。它是细胞的动力源，也是其弹药库，包含大量的"杀手"蛋白质。当 Bcl-Z 蛋白家族发出指令时，这些"杀手"蛋白质就会被释放出来。

细胞凋亡注定人体不会永生，至少从肉体的意义上来讲是这样的。生命本来就是一个从出生到死亡的过程。在你变成一个成熟的繁殖者之前，即在人的青春期或者成年早期，细胞凋亡过程是被抑制住的。然后，细胞凋亡过程就会控制局面。从那时起，你的衰亡过程就开始了。你的听力和视力会下降，肌肉块会变小，认知功能也会下降。在人类社会的早期，人类在二三十岁时就死亡了。这并非细胞大规模凋亡的结果（事实上，细胞凋亡很少是人死亡的直接原因）。我们更应该说，是身体的逐渐老化导致人在应对外界的威胁（比如吃人的食肉动物、疾病和事故）时，更加虚弱。你在奔跑速度方面赶不上部落里的其他年轻人了。

然而，我们很多人，尤其是生活在发达国家的人们，相当于始终生活在温暖的褓褓之中。我们不用打猎和种田就能得到充足的食物。绝大多数人有稳定的居所。我们房间内的温度是经过人工调节的。洁净的生活用水和环境卫生等公共健康方面的举措降低了人们被感染的风险。还有现代医学创造的那些奇迹：有药物可以控制我们自然上升的血压；有化学药品来应对糖尿病的威胁，让我们有机会把那些有缺陷的基因传递给子孙后代；有药物能够降低胆固醇；做手术能使动脉血管通畅；介入治疗能够切除肿瘤。我们与细胞凋亡程序躲猫猫，努力活到高龄。ICU 的发明不仅能让你活到身体确实即将散架、浑身动弹不得、头脑神志不清的时刻，甚至还能让你依靠生命辅助装置、复杂的机器设备和强效药物活到超过这个时刻。人类的进化没有料到 ICU 的出现。

有人认为人的自然衰老和死亡是医学下一步需要挑战的课题。在商业和学术方面，对细胞凋亡触发机制的研究已经开始——这并非出于科学上的好奇心，而是出于从那些想与衰老和死亡藏猫猫的少数特权阶层身上获利的自然本能。那些研究如何阻抗细胞凋亡的医疗部门很可能会兴盛起来，它们也许会把目标盯在某些身体组织上，如皮肤、大脑和肌肉群。同时，那些生活在发展中国家的人们，却早早地就屈服于饥饿、病痛和创伤的威胁。

无论我们对自然衰老和死亡的过程做多少修修补补的工作，最终生物学规律都是胜利的一方。有些人会比另外一些人活得长一些，因为每个人都由不同的基因构成。我们会以不同的速度衰老。有的人到了 30 岁时，身体机能已经在很快下降中，而另外一些人在生命的内部程序上就有所不同。当然，如果饮食健康并且适当锻炼的话，你就会把细胞凋亡过程中尚存的回旋余地都挖掘出来。然而隐藏在身体每个细胞中的小小的定时炸弹将逐渐导致身体的总体崩溃，任何一个想逃避这一必然因果命运的散兵游勇终将会被消灭掉。死亡是隐藏在美丽生命中的必然。

04
跌倒：随衰老而来的杀手

跌倒可能是一件小事，但也可能是致命的大事。一床的病人雷哲·弗林德斯 73 岁，在穿裤子时摔了一跤。这也许是因为酒喝得多了一点。自从他的妻子在六个月前去世以后，很多个晚上，他都会喝上一点酒。那天他穿裤子时两个裤腿绞在一起了，在单腿蹦了一两下后，他左边身子着地直接摔倒了。幸运的是，当时他的女儿恰好来给他送饭（以便他在接下来的几天里能有饭吃），正好听到了他摔倒的声音。

被这条"桀骜不驯"的裤子绊倒在地板上时，他正努力地想把它拉到脚踝以上。当他的女儿问他感觉怎么样时，他说自己没事，让她放心。但是，当他女儿轻轻地为他脱下这条裤子时，他因为左侧胸部和上腹部疼痛而呻吟起来。他女儿不理会他的反对，给医院打电话叫来了救护车。在等救护车来的这段时间，她给父亲穿上了另外一条裤子，也为他准备好了洗漱用品、平常吃的药，还有一套睡衣、一套家居服——她不知道医院急诊科医生和护士并不喜欢病人来就诊时带着大包小包的个人物品，因为这触犯了他们决定打电话通知哪位病人应该入院、哪位病人应该被送回家的权利。

幸运的是，接诊的医生知道老年人摔一跤就可能引发严重的并发症。髋骨骨折导致的死亡率和癌症以及其他晚期疾病差不多。肢体骨折，尤其是髋骨骨折，通常从腿上就能明显地看出来，它们能引起剧烈的疼痛。很多这样的病人现在可以采用钢钉、钢板和各种螺丝进行紧急外科手术。肋骨骨折通常不用进行手术治疗，几周以后它们就能自愈。

医生马上为雷哲注射了大剂量止疼药，并继续对病情进行评估。他左下侧胸部是多发性骨折，这对老年人来说是危及生命的，尤其是当他们还抽烟的时候。雷哲直到两年前还在抽烟，现在他只喝酒。

一直到近代，外科大夫都不允许对刚刚送到医院的病人采取缓解疼痛的手段，因为这会掩盖病人的病情信号，增加医生的诊断难度。但是肋骨骨折引起的疼痛，尤其是在深呼吸和咳嗽时，会带来进一步的问题。呼吸浅和不咳嗽使得肺部难以充分得到膨胀，从而导致肺功能衰竭。在肺功能衰竭的部分组织内，痰液就会聚集起来，使肺部变得更加潮湿、滞重，人呼吸起来就会更困难。上述的结果就是，会造成更多肺部的功能衰竭，再加上肋骨骨折引起的疼痛，人呼吸起来会更加困难；病人肺部开始出现大面积衰竭，最后会导致病人缺氧，甚至死亡。这和年轻病人的情况不一样，因为年轻人体力较好。对老年人来说，肋骨骨折是很常见的死亡原因。

老年病人跌倒的风险更高。他们的肌肉和骨骼都变得虚弱、易碎；由于短暂出现的心悸，他们还可能会暂时失去意识；多种药物和新陈代谢能力的降低还会引起眩晕；自然退化的大脑，再加上神情恍惚，更容易让他们失去平衡。

在特护病房中，我每年都会接诊大约 20 名老年男性病人，他们大都是因为从梯子上摔下来，摔断了肋骨。有趣的是，在刚被送到急诊科时，他们看起来都还很不错。其中有许多人会因为没有采取足够的止疼措施就被送回家而很快去世。现在我们对老年人跌倒后可能发生的并发症有了更深入的认识。依据病人的年龄状况、吸烟史、以前的健康状况以及骨折的严重程度等几个因素，肋骨骨折的病人不是被送进普通病房，就是被直接转进 ICU。同一条肋骨有两处骨折的情况是最危险的。当病人吸气时，两个折断点中间这部分断掉的肋骨会塌陷进去，而不是被肋骨稳稳地支撑住。其结果是，这块折断的"连枷"周围的肺部组织尤其容易发生衰竭。折断的肋骨后面挨着的肺部组织也容易被擦伤，这就会导致问题恶化。因此，那些执意喜欢爬高攀低的老年 DIY 能手在摔伤后，直接就会被送进 ICU。医生会采取许多措施为他们止疼，还会对肺进行人工通气，以防止肺部衰竭。正压氧气经常通过面罩输送给患者。

在雷哲这个案例中，这些措施不足以阻止其肺部组织进一步衰竭，还必须对他进行辅助性人工通气，输送氧气的塑料管被直接插入他的气管中。在入院治疗 48 小时以后，他的血压突然下降。在排除了心脏并发症以及肺部有凝块两种情况以后，对腹部进行的 CT 扫描显示，这是由骨折引起的脾脏破裂导致的。他被火速送进手术室，进行输血，并摘除了脾脏。脾脏除了能够参与应对一些特定类型的感染之外，是一个即使摘除也不影响人生存的器官。

现在，雷哲的情况变得更复杂了，因为有手术引起的疼痛，有折断的肋骨，还有失血。另外，因预计手术过程会比较长，比较艰难，因此在同一台手术中还采取了气管造口术，也就是在脖子上切开一个口子，通过它把一根塑料管插到肺中。

过了两周时间，雷哲肺中的插管被医生拿掉了。又过了两周，他就出院回家了。老年人在穿裤子时被绊倒就会发生这种状况。身体的老化使我们在面对即使最微小的轻伤和感染侵害时，也显得虚弱不堪。

琼·温特是七床的病人。她是一位 84 岁的老太太，在自己的卧室内摔了一跤。摔倒时，她的右侧头部先着了地。琼和她的儿子一家住在一起。当她的儿媳发现她躺在地板上时，一下子慌了神。于是她儿媳赶紧给医护人员打了电话，他们在几分钟之内就赶到了。医生检查后发现，琼的头部右侧肿胀，几乎可以肯定存在淤血。格拉斯哥昏迷量表（GCS）可以用来测量人的神志清醒程度。3 分是最低值，意味着没有任何响应，15 分是正常值。琼的得分是 7 分。她的情况不太好，整个人看上去昏昏沉沉的，但对外部世界还算有响应。

医护人员火速将琼送到我们医院的急诊科，急诊医生马上为其插管（在她的气管中插入一根管子），并进行人工通气以维持她的正常呼吸。紧接着，她的脑部 CT 扫描显示，她的头部存在硬膜下出血。硬膜连接着大脑。当出血发生在硬膜之外时，被称为硬膜外出血；当出血发生在硬膜下面但在大脑外面时，就被称为硬膜下出血。血凝块或者血肿正好会压迫下面的大脑组织。84 岁的老人出现硬膜下出血，预后情况非常差。清除凝血块直觉上看起来很合理，但效果不明显。医学问题需要用统计上的结论来指导行动。既然有过硬的数据说明这样做效果很差，那我们就可以对此袖手旁观了吗？清除掉凝血块，至少现在受损的脑组织会被解除压迫。神经外科的医生们（根据我的经验，他们对病人存在的一线生机所抱的希望要比其他专业的医生更大一些）决定先不做手术。我把她糟糕的预后情况向其家属们做了解释，但我说得更加确定，并给他们一些时间来消化这些消息。我建议先对她的大脑进行 48 小时的观察，之后再来评价她的神智状况。如果她还是没有清醒的意识，但能够自主呼吸，那我们就拿掉呼吸机，看看情况会怎样。不过，如果她的情况变差，我们也不会升级救治措施。

等坚持到 48 小时，我们拿掉了她的呼吸机；她的格拉斯哥昏迷评分维持在 3 分，但她仍在呼吸。

我们随即把她转进了 ICU，这里有专门为濒死病人准备的房间。世界上的其他地方兴许也会有配备了类似医疗设施的病房，只不过我们不知道而已。我们的这个病房是由这里的医护人员自己设计的，专门用于护理临终病人。这个房间很大，能放很多把椅子给病人的亲朋好友坐。病房里有一间配套的浴室，有冲茶、泡咖啡的设备，有洗涤槽，有厨具，还有一扇大玻璃门，病人的家属透过它能够很方便地看到病人。对临终病人的护理从支持生命转向了保证临终的病人不会感到痛苦、难受，不会丧失尊严。对临终病人的护理，还包括照料好他们的亲朋好友们。既然已经无力回天，那就让病人的亲朋好友们清楚地看到我们仍然在关爱着他们所爱的人，这也是很重要的事情，虽然说护理的目标发生了变化。护士没有必要一直待在病人身边。特护病房的护士会发现，要改变护理目标有时很困难，因为她们承担的角色通常就是对那些为了维持病人生命而需要做的事情保持警醒。

该怎样称呼这间病房呢？任何一个委婉语都还是意味着我们在这里护理的是临终病人。这间病房和我曾经设想的一样：房间够宽敞，病人死得有尊严，他们挚爱的亲人此刻能够在场，而且此刻的场景是私密的，也能让他们体会到来自医院的关怀。

在我们拿掉呼吸机 18 个小时以后，琼安静地告别了人世。

　　艾米丽·唐纳森已经 85 岁了。当她的行动能力变得越来越差时，她的家人开始和她探讨把她送到养老院去的可能性。此前，为了让家居环境对她来说更安全，家人已经在浴室里安装了栏杆，用斜坡代替了楼梯，还采取了其他许多调整措施。自从五年前发生了一次轻微事故之后，她就不再开车了——那次当她踩刹车时，脚不知怎么就被卡住了，导致了事故的发生。

　　艾米丽还有其他一些这个岁数的老人通常会有的共性问题，包括心衰。这对她的生活方式影响不大，因为她的行动能力和运动能力已经被关节疾病和肌肉力量退化的问题严重地限制住了，所以即使有颗好心脏，她也难以自如地活动了。她还有高血压、高胆固醇、糖尿病和冠状动脉疾病，或者说为心脏供血的动脉变狭窄了。

　　就我在 ICU 中遇见的 80 岁以上的病人而言，老年性问题很少有人能够幸免，他们多多少少会面临其中的一些。艾米丽的认知能力相当好，但是当她走着去商店时，在过排水沟时绊倒了，导致髋骨骨折。髋骨骨折的病人中，大约 15% 的人会死在医院，大约三分之一的人会在一年内死亡。有高达 80% 的人再也恢复不到骨折前的活动状态。与其说骨折是预后不良的原因，不如说跌倒和骨质疏松本身也是人即将走向生命终点的信号。

　　急救医护人员的表现很好，在一个路人给他们打完电话后几分钟内，他们就赶到了现场，而且甚至在接触到病人之前就马上判断出了问题所在：因摔倒而导致受伤，她的年龄很大，即使最轻微的移动也会加剧疼痛，还有明显的伤腿缩短和脚外翻现象。在确信她的髋骨被摔伤以后，他们向家属介绍了下一步应该怎么办。他们采用糖浆、喷雾和镇痛气体来为她纾解疼痛，这样他们就能把她搬到担架上抬进救护车，而不会给她带来太大的不适。

　　她接下来经历的手术包括在股骨颈的骨裂处放置金属硬件。股骨颈是股骨最薄的部分，是它连起来了股骨柄（这是体内最长的骨头）和股骨顶端的骨球，然后再巧妙地连接起了骨盆。和很多这个年龄的女士一样，艾米丽也因为骨头长期钙流失而变得骨质疏松了。

　　手术两天之后，她出现了肺水肿的症状——肺内出现了液体，这是在心脏已经不能很好地搏动的情况之下，轻微的心脏病发作导致的结果。医生先是对她实施了心肺复苏，接着又为她接上了呼吸机，把她送进了 ICU 进行人工通气。大型静脉留置针被插到她的静脉中，特效药被输入她的体内以支持其体内循环。

　　医疗干预措施的增加性蠕变（incremental creep）已经开始了。医生给她进行了简单的矫形手术。当时手术的技术已经相当成熟，一般不会出现什么意外；手术只不过是打一个金属钉来固定折断的骨头。真正的挑战是让艾米丽重新站起来，能够出院回家。对康复构成真正威胁的是副发病变和那些构成治疗背景的医学问题，以及病人的年龄。现在她的一条本来就狭窄的冠状动脉血管已经彻底堵塞了，这引起了心脏病发作和心功能障碍，从而使她的心脏难以有效地把血液泵到全身去；血液聚集在心脏中，形成了回压，导致她肺部产生了积液。由于心功能障碍，艾米丽的肾脏也被累及。医生在考虑是否要给她进行血液透析。

　　艾米丽自己不能参与讨论，因为医生给她用了大量的镇静剂。她儿子觉得如果结局是这么残忍的话，她可能不会为延长一点生命而忍受这么多可能的痛苦。我努力向他解释说，这些事情从来都谈不上什么确定性，但是她母亲看起来不太可能活下来。他问了一个最关键的问题："好吧，那么这种可能性到底有多大？"按照概率来说，我估计她康复的可能性还不到 20%。如果她的肾脏衰竭了，那么这个可能性就会降到 5% 以下。没有人能给出一个明确的数字，每一个病人的情况都不相同，如年龄、生命韧度、副发病变，以及突然恶化的情况，这只是个大概估计。

接下来是难点。如果她的肾脏衰竭了，那么我可以为她做透析。如果是在美国，我就会让她的儿子做选择——这是一种自选式医疗。我可以继续为她进行肺部通气；我可以为她做肾脏透析；如果心脏状况进一步恶化，我还可以给她做体外膜肺氧合，为她的心肺提供支持，直到它们恢复功能。如果心脏和肺都不能恢复功能，理论上说，我还能为她进行器官移植。其中有许多选项之所以提一下，不过是为了说明在支撑生命方面，现代医学已经发展到了一个什么样的地步。即使在美国，那些最复杂的选择也不会被推荐给患者。不过，医生可能会向病人提供一些低创伤的选项，尤其是在美国这样一个国家。在美国所有医疗决策中都潜在地存在着违反常理的动机——因为你接受的所有过度治疗，都有人来为你买单。每一个"项目"、每一台手术，以及在医院多待的每一天，都会有一个价签，你就是这样来赚取自己的生命的。这本来是用来还房贷和付大学学费的钱。所以，其中的教训之一是，在自掏腰包的情况下，就不要通过生命支持手段来延长生命了。

我是这样做的：我对艾米丽的儿子说，既然医学上总是存在不确定性，为什么不先给她接上维持生命的设备，看看效果再说呢。"也许她自身有能力克服这些障碍，虽说可能性不大。"我告诉他。我没有为艾米丽进行透析，甚至没有提到这个选项。如果我说透析可能维持他母亲的生命，不透析就有死亡的危险，然后再问她儿子"你觉得应该怎么办"，那他就只有唯一一个答案可以给我了。在我看来，这只是一个残忍的权宜之计，因为我没有告诉她儿子她很有可能挺不过在 ICU 的这段时间。现在只不过是用药物和设备来延长她的生命，她没有任何康复的希望。我不认为 ICU 应该承担这样的角色。

一方面，通过为病人家属提供选择，医生能让自己显得更有人情味，更为病人及其家属着想。另一方面，他们也不会因为提供了虚假的希望，而显得对病人最后的结局以及病人及其家庭遭受的不必要的痛苦不够诚实。当病人经过几天或者几周的挣扎而最终死亡时，他们还可以这样说："我们给了病人所有的机会。"这样能使病人家属宽心，医生和病人家属也都会免于负罪感的困扰。

医生避免与家属讨论病人可能死亡的原因也许是他们没有接受过这方面的训练，还有可能是他们把医学理解成了就是要不惜一切代价来延长患者的生命。我也知道我的很多医生同事对讨论死亡感到不太舒服。也许这源自一种挫败感。但是无论属于哪种情况，这都是他们过多考虑了自己的需要，而非病人及其家属的需要。

挑战是在未经患者和家属许可的情况下，就治疗方案达成共识。在澳大利亚，如果艾米丽的儿子有权要求医院提供所有的医疗手段，那我们对能否达成共识就不太确信了。如果病人也有这个权利，我们就更没有把握了。但是我们都知道代理人（这里指其儿子）的选择并非总与病人的选择一致。她儿子有没有可能拒绝透析呢？对问题的回应主要取决于问题怎样设计，而非伦理上的对与错。"我们可以为她透析，给她一个机会。"或者"你还可以选择透析，但是我觉得这对你妈妈可能起不到什么作用。"或者"透析是一个选择，但是我不认为它会对你妈妈的康复产生非常好的作用，反而可能在她弥留的这些日子里给她带来额外的痛苦。"

当病人的肾脏虽然受损，但仍能勉强运转时，我选择不向他们提及透析这回事。我会暂时先把这个讨论放下来，因为病人同时还可能出现其他许多并发症，这会让是否应该选择透析的决策变得更明朗。所以我会解释说，她的肾脏正在衰竭，但是现在还能支撑下去。

三天之内，艾米丽的肺已经畅通了，但她的肾脏再也没有恢复功能。她在四天之后就离世了。

在那些年龄达到 85 岁，或者年纪更大的人群当中，每年有一半的女性和三分之一的男性会有在社区中重重跌倒的遭遇。居住在养老院的同年龄段的老人，其摔倒的可能性又大约要高出三倍。来急诊科就诊的病人中，有 10% 的人是由于摔伤，其中又有 10% 的人需要入院治疗。在被急诊科收治的 60 岁以上的老年病人中，有接近 20% 的人是由于摔倒，其中又有接近一半的人需要入院治疗。

我治疗的病人中年龄超过 70 岁，从梯子上掉下来过，但还要继续在家里做一些维修工作的老人越来越多。其中一些老人因此身亡，绝大多数至少要在 ICU 里待上三四天，接受高等级的生命支持护理。也许现在已经是时候针对年过七旬的老人开展提高安全意识的活动，甚至应该禁止他们使用梯子使用许可证！

要降低摔伤率，有许多策略可以采用——过了 60 岁就不要爬梯登高了；保持好自己的体重；要加强锻炼，尤其是下肢锻炼；重新设计家居环境，以降低风险；少吃可能会引起倦怠的药物；使用能够让行走更加安稳的不同类型的工具设施。

然而，在衰老的过程中，有许多人会因为摔倒而丧命，或者导致自己的行动能力受到严重损害。这也是无法完全避免的事情。

05

认知能力退化：衰老的题中之意

当我们听到"痴呆"这个词时，就会自动想到阿尔茨海默病。虽然这是在对痴呆进行医学上的分类时最常见的形式，但还有其他很多原因会引起痴呆。在本章中，我们会集中讨论与年老相关的认知能力衰退，它们所导致的症状，与在医学上被划入痴呆的病症很相似，甚至一模一样。这包括记忆和其他思维能力的衰减，这种衰减能够危害到病人从事日常活动的能力。

由衰老引起的认知能力衰退和其他形式的痴呆目前都是难以治愈的，而且都会给病人带来很多痛苦，也会给看护者造成很多麻烦。医学倾向于把各种状况都归类为某种疾病诊断，我们总是避免把某种问题直接视为衰老本身的一部分表现。然而，痴呆的确是与年老直接相关的。在 65 岁到 74 岁的人群中，痴呆有不到 5% 的发病率，但是在 85 岁以上的人群中，其发病率就

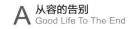
会超过 50%。

权威机构正在尝试修改与"痴呆"这个具有情感色彩的词语相关的内涵，它们为老年患者安排了一个不同的术语：老年性认知能力退化（age-related cognitive deterioration）。作为正常衰老过程的一部分，人在某些功能上，如短期记忆、任务处理时间和反应时间等方面会出现退化现象。其他一些功能，如知识，可能会增加。认知能力退化的特征与衰老有关，包括：

- 对人类来说，这是固有的现象，其他动物也是如此；
- 所有人在年老后都会出现此类问题，无论他们起初的认知功能如何；
- 在不同个体之间，认知能力的状态是动态的和高度变化的；
- 一些认知功能可能会改善、下降或者维持不变，而且老年人也有潜力强化某些认知功能；
- 这不是一种神经或者精神方面的疾病，阿尔茨海默病这类病理性痴呆导致的神经细胞的死亡和退化，不一定会以同样程度出现在这样的老人身上。

换句话说，这种认知能力退化多多少少是正常的，是人衰老后出现的自然现象。

作为人体衰老的结果，认知能力的退化难以被明确测定，虽然我们有许多有效的测评工具。任何类型的痴呆都不能通过验血来测定，虽然世界上有很多活跃的研究团队正在就这个课题开展研究。同样，我们现有的那些影像检查手段无论有多先进，也难以识别出老年性认知能力退化引发的具体改变。另外，我们使用的那些认知能力测试还受到许多因素的影响，比如受教育程度、文化背景、身体状况以及职业状况等。

目前，评价认知能力退化的最好方法是分析认知能力随着时间的推移而发生的变化。不存在一个明确的时间点，我们可以断然为病人打上老年性认知能力退化的诊断标签。我们看起来像是渐渐地漂移到了这样一种状态，认知能力和身体其他部位的衰老过程是同步的。和衰老过程的所有其他方面一样，不同的人在衰老的起始时间和器官的受损程度上都是有所不同的。有些人直到步入老年以后，头脑仍然很清楚，这可能是因为他们通过工作维持了大脑功能，或者是得益于基因、饮食、环境以及其他因素。理查德·施特劳斯（Richard Strauss）在八十几岁时，写了他的最后 4 首乐曲。德国的巴洛克作曲家格奥尔格·菲利普·泰勒曼（Georg Philipp Telemann）直到临终那天晚上还在谱写美妙的音乐，那是 1797 年 5 月 25 日，他终年 86 岁。爱尔兰作家艾德娜·欧·布莱恩（Edna O'Brien）在 90 岁时完成了他的名著《小红椅》（*The Little Red Chairs*）。这样的例子不胜枚举。

你可以采取一些措施来减缓和阻止老年痴呆的发生，不论它是病理性的还是由衰老引起的，比如不要吸烟，不要过量饮酒，避免头部受到外伤，坚持锻炼，控制血压，等等。

然而，情况看起来还是让人感到困惑。例如，有证据表明，有些病人的大脑有明显的脑细胞损伤（与痴呆有关），但相对而言却没有对大脑的认知功能造成什么损害；可是一些认知功能受到很大损害的老人，与痴呆相关的脑细胞损伤反而比较少。这让人们对其他抑制因素的重要性寄予了厚望，比如锻炼身体。

然而，先不说避免衰老了，连"脑子越练越灵"这种说法也不可轻信。比如，通过下棋、学习一门新语言、做填字游戏来保持大脑灵活的方法都引起了公众的关注，但没有证据表明这些方法是成功有效的。

我在工作期间曾经看过很多大脑部位的 CT 扫描片子。那些年轻人的脑部扫描影像上脑细胞密布，只有很少的液体——这些液体能在人从事正常活动时，为大脑提供缓冲作用。随着我们年龄的增长，脑细胞数量越来越少，而液体的量则越来越多——大脑逐渐萎缩了。这是一个很明显、很普遍的特点。一些老年患者的大脑物质连年轻患者的一半都不到。这种细胞数量的减少与身体其他器官（比如肝脏和肾脏）的缓慢退化是同步的。更难明确的是，脑容量的明显减少与认知功能的退化之间的关联。

在我们的一生中，大脑的功能表现也是不断变化的。这是很有意义的一件事情。儿童的学习任务很重，但他们不需要费太多劲，就能流畅地掌握一门语言。如果一个 55 岁的人决定快速学会法语，那就太难了，并且绝大多数人即使付出加倍的努力，也难以说得流畅。这是因为一个 55 岁的人已经失去了这种能力。年轻人的情况就不一样了。他们会学得很快。拥有这样的大脑的年轻人很快就要走出家门，自己去打拼了。他们的大脑开始挑战以前学到的所有东西，并且要指导他们的身体去进行新的冒险，经历新的挑战。他们不会再以同样的眼光来看待父母和那些权威人物。当父母惩罚一个十几岁的少年时，父母会问："你是怎么想的？！"要知道，这个孩子的想法开始与父母的不同了。青春期孩子和成年人看待事物的方式不一样。存在代沟的部分原因就是人在不同年龄段有着不同的思考方式，这能让他们适应不同年龄阶段面对的不同挑战。

大脑衰老以后，人们学新东西的速度就没有年轻时那么快了，结果就是人们不愿意再去冒险了。老化的大脑再也想象不出自己年轻时的风采了。当大脑衰老的人们聚在一起时，他们回忆和想象的是一个他们行事正常的世界。他们蔑视年轻人参加集体活动的需要，忘记了自己曾经和那些年轻人一样。过早进行性行为、冒险活动和过量服用各种药品，在他们那时其实也很常见。许多人把自己的青春期看成了美好的世外桃源，认为自己是行为端正的乖宝宝，平稳地过渡到了成人世界，既没有违规也未曾闯祸。

老年人的大脑还会变得因循守旧。也许你可以通过锻炼大脑来避免以下情况：重复讲那些讲了千百遍的老套故事；抱怨路上的其他司机。对世间事物的看法不要落入窠臼，要强化思考以避免自己的理念变成"化石"，要怀着好奇心和开放的心态工作。例如，对媒体报道的事情要用不同的视角来解读：谁是同盟？为什么？谁是我们这个社会的罪犯？一辈子都要不停地研究。多读书，多做一些横向思考。对事物进行新的富有洞察力的解读，以此来影响和打动别人。

老年性认知能力减退最典型的表现包括：记忆力丧失，总是忘记该用什么词或者找出合适的词很费劲，丢东西，在进行操作时手法不再灵活以及当常规被打破时容易发怒，总是迷路以及在学习新技术时需要他人的帮助。日常技能也可能受到影响，如处理复杂的财务问题，理解关于如何保持身体健康以及如何安全驾驶的指导意见。更严重的表现还包括变得急躁易怒，行为失当。很多人在完成一些简单任务的过程中遇到困难时，会变得烦乱而沮丧，并且担忧自己会失去控制——例如，当自己的驾照可能会被收回时。

把老年性认知能力减退和其他更严重的痴呆形式分开最准确的方法是，可以观察到前者是随着时间的推移而逐渐加重的。在痴呆症后期，不论它是由什么原因引起的，有些人会变得坐立不安而且开始迷路。当病人被置于一个超出他们理解或者能力范围的境地时，某种灾难性的反应会突然出现，比如恐惧或者愤怒。一个常见的症状是，否认某个亲戚（甚至直系亲属）是自己家庭的一员。如果没有别人的协助，他们连洗澡、穿衣和走路这样简单的事情都做不了，那就标志着痴呆状况已经很严重了。自主行动能力的丧失通常意味着病人的存活期不会超过六个月了。重度痴呆的其他特征还包括大小便失禁、不能讲有意义的话和无法进行有意义的沟通。这通常意味着在一天中或者一次访谈中，在其所说的话语中仅有五六句或者更少的词语是可以被理解的。病人最终会出现吞咽困难，他们会拒绝吃饭，导致体重减轻，这都是痴呆症最终阶段的症状。重度痴呆就像多种癌症一样是无法治愈的绝症。

然而，痴呆症在发病表现和病情发展上有明显的变化。在疾病晚期，病人往往并非直接由于大脑衰竭和陷入昏迷状态而死去，而是会死于相关的症状，比如大脑难以控制吞咽，难以有效地咳嗽以阻止肺炎发生。病人可能会患上尿路感染，或者摔伤。当病人的病情日渐恶化时，无论他们被照料得多么精心，也难以防止这些并发症的出现。

虽然说现在有一些很有希望的新药，尤其是针对痴呆症早期治疗的一些新药正处于试验阶段，但不幸的是，不管是病理性的痴呆症还是与年龄增长有关的认知能力下降，目前都没法治疗。患有痴呆症的病人经常被严重忽视，然而我们却在鼓励那些愿意投入的公众耗费巨资去支持研究痴呆症的治疗，而不是为那些痴呆症患者和他们的护理者提供帮助。人们广泛研究的那些潜在的痴呆症治疗方法，几乎都没什么疗效。但这并没有阻止那些医学专家们在讨论这些未经证实的疗法时，用"通常显示出"和"应当被考虑"这样的说辞来勉强自圆其说。更不用说，在使用这些试验性药物治疗时，还会伴有严重的甚至危及生命的并发症，尤其是在用于老年人治疗时。

当预期自己的认知功能会下降时，你可能想采取一些预防性措施。假如说一个人患上了严重痴呆症，而且感染了其他疾病，如肺炎，那他不光有潜在的生命危险，也有潜在的治愈可能。在这种情况下，如果你不想进行激进的治疗，那么就把你的想法告诉自己信任的人，并使其成为正式的生前遗嘱（living will）的一部分或者成为预立医疗自主计划（advanced care planning）的一部分。当你考虑到患上痴呆症后的生活时，也要制定正式的财务规划。签署一份持久的授权书，指定一名能在你心智不再健全以及你的决策可能遭遇挑战或者被无视的情况下，执行你的指示的人。"虐待老人"在全世界范围内都变得更普遍了。当病人的痴呆情况加重时，他在经济方面就容易遭受盘剥。为了尽量减少家庭成员未来在经济方面发生冲突而撕裂亲情的可能性，有一种看法是，你在做出正式的财务规划之前，应该与你的家人们就你在这方面的意愿先进行开诚布公的交流。

除了在治疗方法方面继续进行探寻之外，我们应该如何对待患上痴呆症的病人呢？首先我们要承认认知能力衰退是人衰老过程的一部分，就像我们在年老以后，皮肤会变粗糙一样。认识到这一点，可能有助于减少痴呆给我们带来的羞耻感和困惑感。我们也应该让自己的家人清楚，如果严重痴呆让我们变得与发病前判若两人，我们可能并不想进行积极的治疗以求治愈，尤其是当这意味着要被送进急诊医院，并且还需要在 ICU 借助激进的生命支持手段来维持生命时。

对于严重的晚期痴呆的预后和病程，我们也要有更清醒的认识，这能让家庭成员和其他看护者意识到会有什么样的状况在等着他们和他们所爱的人。即使严重痴呆的病人也能够存活一两年。病人的存活时间在很大程度上取决于其他医疗条件，以及看护工作的完善程度。

我们可能也要去解决如何为越来越多的患者和看护者提供支持的问题，痴呆症以各种形式严重地影响了他们的生活。这不像找到一种治疗方法那样光彩夺目，但对病人和他们的看护者来说非常重要。

更重要的是，我们可以把目前花在痴呆症治疗方法研究上的大量资金转移出一部分，集中用在最有效、有证据支持的决策上，为痴呆症患者及其看护者提供支持，让他们活得更有质量和尊严。这样做可以确保对患者的看护负担更多地由社会来承担，而不是完全由个人扛起来。我们这个社会在开发新的医学技术和药物方面花钱的愿望高涨到了一种荒谬的程度；与之相比，看护者对衰弱的老人进行照顾所得的收入却低得可怜——或者，当病人是由家人照顾时，家人还得不到任何报酬。

乔治和他妻子罗琳的案例能够很好地说明病人的看护者们所遇到的问题。乔治现在 67 岁，自从 11 年前妻子罗琳患上早期痴呆以后，乔治就一直在照料她。在过去的 12 个月中，罗琳四次入院，其中两次是因为染上了危及生命的尿路感染，另外两次是因为致命的肺炎。她的发炎症状每一次都是被乔治提早发现的，然后他就马上把她送往医院救治。其中两次住院是由肾脏科医生来治疗尿路感染，另外两次是由呼吸科医生为她治疗肺炎。医生的每一次治疗都很对症。这并不复杂——也就是先进行各种检查，然后进行静脉注射和采用各种抗生素治疗。困难的是在治疗过程中根据病人的总体状况进行调整的部分，这些在教科书里找不到。

罗琳的痴呆症状很严重。她自己穿不了衣服，也洗不了澡；没有人协助的话，她走不了路；她需要人喂饭；她的大小便不能自理；她也说不出能让人明白意思的话语。

除了好心的社工，乔治在社区中没有得到系统的帮助。对罗琳的支持牵涉四个不同的政府部门，甚至就连找到这些部门并搞清楚它们各自的职责，就花费了乔治好几个月的时间，这还是多亏了朋友们以及由同病相怜者组成的关系网络的帮助。

其中两个"支持"体系有排队名单，乔治和他的妻子在任何一份名单中都未能排到最前边。另外两个支持部门只能提供零星的有时还不太可靠的协助。即使想永久性地住进养老院，也需要等上九个月之久——如果你能自己付款的话，等三个月就够了。不过乔治还没有决定把妻子送进养老院。

他的绝大多数照料技能是在妻子入院治疗感染时，从医护人员那里学来的。他知道如何对胸部和肢体进行物理治疗，如何有效地喂食，如何预防压疮，以及如何在感染还没发展到夺命程度之前，就提前察觉到。乔治也已经 68 岁了，他的生命也已经进入暮年。在过去三年中，他几乎一天 24 小时都出不了家门。并且他发现把罗琳搬进搬出浴室，为她换尿布和穿衣服，都变得越来越困难。他也感到非常孤独，因为其他家人和朋友很少上门来探望。

幸运的是，在最后六个月的时间里，他得到了社区家庭看护组织的帮助。

在罗琳第五次入院治疗时，静脉输液和抗生素都不足以让她的情况稳定下来。由于血压过低，她成了紧急呼叫的主角。

当我赶到普通病房去评估她是否适合被收进 ICU 救治时，乔治看起来无比心烦意乱，而护士们忙得也要跑断腿了。我同意把罗琳收进 ICU 进行有限的治疗。我们会继续进行静脉输液并使用抗生素，但不会给她使用生命支持设备，也不会给她服用稳定血压的药物。

在为家属安排的房间里，我向乔治解释说，严重痴呆是致命的疾病，他的妻子正在走向生命的终点。他很惊讶地说道："没人和我说过这个！"我试图向他解释清楚，医疗和健康服务中存在的"铁路警察各管一段"的现象，可能总会给出让人无所适从的信息。病人家属几乎无法得到明确的信息。

在第二天再次见面时，我与乔治继续探讨了这个问题。这次乔治是由他的两个儿子和一个女儿陪着来的。我向他们解释说，他们母亲的病情已经发展到了最后阶段。我们将停止监测，也不会再做其他检查了；我们也不再讲究严格的探视时间和探访人员的数量，而允许他们随时来探望，这是对罗琳的慰藉，也是对罗琳的亲朋的慰藉。

在我们交谈完两个小时后，罗琳就去世了，那时严重劳累缺觉的乔治正好回家去补觉了。我让护士给乔治打电话，就说他妻子的情况突然恶化，而不要说她已经去世了。在病人去世之后，人们通常都会这么说。这么说也许是由电话交流那缺乏人情味的性质决定的。警察通常也是当面传达某人的死讯的，而非通过电话通知。

当查房工作结束后，我走到自己的车旁边，准备离开医院，这时我看到了乔治。他明显很焦虑、很困惑，我估计他一定在想，在他离开医院后，她妻子的状况怎么会恶化得这么快。有那么一刻，我想我应该随他回到 ICU 去，回那里去向他解释一下，与他共担悲痛。不，最后我决定还是不去了。我已经把该说的都说了。乔治和他的家人现在应该以自己的方式，度过这个令人悲痛的时刻。

06
虚弱：衰老的必然结局

随着老龄人口数量的增长，老年性疾病的比例正变得越来越高。这些疾病与老年人的身体器官，比如心脏、肺、肝脏、肾脏和大脑的正常老化有关。这些器官发生的疾病经常被贴上医学标签，比如冠状动脉疾病、骨关节炎、痴呆症、2 型糖尿病和高血压。这些病的发病时间和严重程度由基因决定，并受到环境因素（比如饮食、锻炼、吸烟等因素）的影响。并且，随着年龄的增长，我们的身体细胞发生编码错误的风险也越来越大，如果在正常情况下应保持警醒的免疫系统未能有效运作，就会导致癌症的发生。老年人的身体应对细菌感染的能力也会下降。

这些与年龄相关的常见症状集合起来而形成的总体状况，目前仍然没有一个合适的名称或者编号。它们通常被归类为疾病状况，并根据涉及的器官不同，被分配到不同的医疗专业之下。这样一来，为了减缓衰老的进程，或者"治疗"某种"疾病",病人被慢慢地贴上了越来越多的标签。由于衰老从本质上来说是一个不可避免的缓慢过程,上述方法显然有些局限性。医学界没有清楚地告诉我们的社会和病人,衰老究竟是怎么回事,以及随着药物治疗手段的不断增多,有时还有更多的侵入性干预措施和手术可供选择,对衰老导致的疾病的医治将走向何方。

最终,这些病症累加起来会让老年人虚弱到连一些相对轻微的状况都难以承受,比如感染或者跌倒。这样一来,我们就会关注这些可能在突然之间发生的状况,对病人根本性的总体身体状况却不够关注。这种总体性的身体退化状况还没有得到一个特定的名称。其结果就是,医生们会集中关注各个具体的医疗问题,而不是把病人当作一个总体对象来加以关注。

与年龄相关的术语,比如"并发症"和"多种慢性症状"经常可以替换使用。它们可能有不同的含义,但是衰老是它们的根本特征。

在隧道尽头就会有光亮。在人们尝试用来更准确地界定衰老的所有术语中,虚弱这个词的影响力越来越大。当人随着年岁增长到达生命末期时,看起来就会显得虚弱。虚弱这个词可以恰当地描述老年人对感染的抵抗力越来越低,更容易罹患癌症,或者更容易跌倒的情形。

虚弱先是表现为难以经受住与以前同样水平的运动量,然后表现为动作明显缓慢,并会发展到连洗澡和做家务这样的活动也难以完成,再下一步就会发展到完全需要他人照顾,最终卧床不起,进入临终阶段。

虚弱这个术语具有潜在的重要性,因为它能让我们躲开求医治病这样的麻烦事。这意味着我们可以本着更加坦诚的态度来讨论衰老这个问题,也意味着我们能以更加确定的态度来讨论当年老者暴露在创伤和感染之下时,更可能遭遇残疾甚至死亡的事实。如果人们能够明确地定义虚弱程度以及相关的预后问题,就可以更准确地表达自己期待什么样的积极治疗措施。人们甚至根本不想因为入住更昂贵的医院进行治疗而惹恼当前医院的财务人员或者让他们感到失望，无论他们是公立医院的还是私立医院的。如果自己能够选择，很多老人可能愿意选择在家中或者社区内某个更合适的地方得到医护服务。

可以依据步行速度、握力、单腿站立能力等指标来评估虚弱程度。虚弱的其他特征可能还包括：营养不良、卧床时间增加、更需要别人照顾、压力性溃疡、步态紊乱、总体虚弱、体重减轻、厌食、更易跌倒、痴呆、髋骨骨折、神志不清、糊涂等。在所有这些有关虚弱的指标里，步速缓慢可能是最准确的。因此，我总是愿意打量那些看起来年纪和我相仿的人，把我的步速和他们的拿来比较一番。有时候，我会努力走得快一些，希望这能降低我的虚弱等级。

实际年龄并不能准确地决定这些障碍何时出现。你也有希望让这些身体障碍不会过早地出现，但这还是取决于你的基因构成以及你的身体保养得好不好。

我们可以运用虚弱的这些特征来考虑一些重要问题，如身体机能退化的速度会有多快，生活自理能力意味着什么，或者人到什么时候需要更多的协助。这可能会导致以下的问题：我需要哪些类型的支持？我是不是应该考虑接受更高级别的护理？如果情况是这样的话，可供使用的资源有哪些？你认为我还会活多久？在预测进入老年阶段后还能存活多久时，相比用医疗术语来定义自己的状况，测量虚弱的方法会更好用一些。

当医生给我们下的是单一的诊断时，事情会好办一些。例如，当某人被诊断患有癌症时，就会问上述那类问题，而患者也确实有权知道答案。至于癌症病人病情的准确发展程度、可能的并发症以及病人的剩余存活期等，医生都难以给出准确的定论。然而，通过对大量的类似案例进行观察，关于癌症，医生也有足够的信息可以说明，医生可以告诉病人病情可能的进程情况，以及此类病人的平均存活时间。

当病人的生命快到终点的时候，虚弱、衰老和癌症的影响是相似的。每个人的身体都会以不同的速度变老，并出现不同程度的身体障碍。然而，我们还是能够讨论衰老平均的发展进程，身体机能退化的性质，并以此为依据设想自己需要的辅助措施以及计划安排。

同样重要的是，这有助于病人在走向生命终点时，对想要接受什么样的治疗和护理做出自己的选择。例如，他们需要被告知，在身体变得越来越虚弱，越来越难以行动时，他们更容易感染，如患上肺炎和尿路感染，可能会越来越需要别人的协助才能完成那些基本的生活任务。

加拿大健康与衰老研究临床衰弱量表（Clinical Frailty Score，CFS）是定义虚弱这一概念的方法之一。它用一个让人容易理解的方式列出了从健康到虚弱的发展进程。

（1）**非常健康**：强健，精力充沛，积极上进。

（2）**身体良好**：没有活动性急病症状，但是不如上一个类别健康。

（3）**通过管理达到良好的状态**：这些人的"健康"问题得到了很好的控制，但除了例行的走路之外，他们不像常人那样活跃。

（4）**状况不佳**：日常生活不需要他人协助，但病症经常限制其运动能力。他们通常会抱怨自己"行动迟缓了"以及在白天容易感到劳累。

（5）**轻微虚弱**：动作明显迟缓，在从事高水平的"日常活动"，比如出门、干比较累的家务活和算账时需要帮助。轻微虚弱对购物、独自行走、做饭和做家务等活动的影响会越来越大。

（6）**中度虚弱**：进行所有的户外活动和做家务事都需要协助。上下楼梯有困难，在洗澡时需要更高程度的协助。

（7）**严重虚弱**：存在认知或者肢体方面的障碍，或者二者皆有，需要完全依赖个人护理。

（8）**非常严重的虚弱**：完全失去自理能力，正在接近生命终点。典型的情况是，即使最小的疾病他们也难以抵抗。

（9）**临终**：是指那些预计存活期在几个月之内的病人。

虚弱现象在我们的社会生活中是那么普遍地存在着，我们还没有准备好应对之策。以后几十年我们的社会中即将出现海啸一般的人口老化和虚弱化的状况，我们目前还没有建立起合适的健康体系和社区支持体系来应对，也很少讨论这些问题——没有电影、小说、戏剧或者电视剧在任何层面，或者以任何程度的坦诚来讨论此事。我们共同的社会生活还没有经历过这些挑战。

由于没有把病人那些容易治疗的病症治好，也缺乏适合他们虚弱的身体状况的环境，所以很多病人遭受了极大的痛苦。然而，我们却经常把主要精力放在对临终病人进行既不恰当也无效的过度医学治疗上。目前，在对年老虚弱的病人的管理方面，我们存在严重的短板。

我们可以基本准确地预测老年病人的个体和群体存活的可能性。不过，这看起来不会对使用不当的、过于激进的医疗护理手段产生什么影响。病人安全包括安全地管理好他们的临终过程和身体变得虚弱这两件事情，而不仅仅是预防那些可预防的潜在的不良事件。对身体虚弱的病人的护理模式看起来没有把病人和看护者的选择纳入考虑。或者说，对于虚弱病人的照料很少有灵活的、因人制宜的方案可供选择。病人和他们的看护者对于病人的预后情况以及医生采取的现代医学手段是否得宜，经常一无所知。

现在很多人最终会死于众多癌症中的某一种。常见的情况是在做出诊断后，病人的健康状况在最初的一段时间内相对不错，然后病情就会急速恶化而后死亡，但年老虚弱的病人走向死亡的轨迹通常并不是这样的。在发达国家，很多人的境况是，他们的体力和认知功能是随着年龄的增长而慢慢减退的。他们离世经常是因为相对较小的急性病，如肺炎或者尿道感染。这样的小疾病对年轻人来说不算什么，但却很考验老年病人残存的生命活力的极限。

社会的医疗保健体系是围绕着相对年轻的人患上单一器官疾病这一假设而建立的。甚至对即将死于癌症的患者的管理，也主要是由那些依然认为绝大部分癌症能够医治的热情高涨的医生们来承担的。病人在生命的最后几个月，经常要承受化疗、放疗，以及其他疗法的折磨。然而，很多这样的治疗都只能缓解症状，而无法治愈癌症。

现在一种不同的方法正在崭露头角——姑息治疗团队更早介入对最终会导致病人死亡的病症的治疗。他们和那些能够提供所谓"积极治疗"的专家们一起工作。当积极治疗变得不太有效时，由姑息治疗团队为病人提供更广泛的支持就会变得重要起来。除了可以解决疼痛和其他让病人不舒服的问题，姑息治疗团队在早期就会告诉病人这种疾病是致命的。姑息治疗团队的贡献不应被看作真正的医学治疗失败后退而求其次的结果。姑息治疗是对癌症和其他临终病症进行更恰当管理的开端。然而在对于身体严重虚弱的病人的管理方面，我们的医疗健康体系目前还没有构建起与姑息治疗类似的方法。

一个新的体系看起来应该是下面这个样子的：

- 更准确地预测人什么时候会变得虚弱，以及虚弱的进程是怎样的，并把这样的信息与社会共享。
- 针对在不同时间段以及不同的环境之下，如何追踪老人的状况以及如何与老人和他们的看护者进行合作，制订个性化计划。
- 坚持进行高标准的症状预防和缓解，为家庭提供支持，提前制订计划。
- 向在这一领域付出劳动的护理人员支付可持续的报酬，对于昂贵的介入措施、药物治疗，以及无用的入院和特别护理治疗，降低报销额度。

- 为老人的家人和其他护理者提供支持，包括提供残疾保险和临时看护服务。
- 依据病人的状况和他们的期望，集中精力搞好以社区为基础的看护。

是什么阻碍了这些工作的进展呢？阻碍因素包括：对现代医学不切实际的期待；从治疗手段尤其是药物对年轻病人的疗效来推断其对走到生命尽头的虚弱的老年病人的有效性；由于担心被贴上"死亡商人"的标签，政客们对解决这一问题充满畏惧；保持现状对于医药公司、医疗设备制造商、医疗专业人员这样的游说团体具有经济上的好处。

最终我们可能会用一种常见的语言来表达衰老的医学意义。然而，我们必须提防那种借助医疗专业来与疾病"做斗争"的方法。这样的方法有时是可取的，尤其是当它能够催生诸如洁净用水、有效的环境卫生保护，以及疫苗接种这样的公共卫生举措时。然而，用药物和复杂的医学干预手段来与衰老"做斗争"，确实是一项昂贵且无效的行动。这样做的逻辑是，年老虚弱是一种可以避免甚至可以治愈的现象。这种逻辑不但给人以错误的希望，还会强化现代医学和我们的社会目前存在的那种共识——所有疾病都能够治疗甚至能够治好。还有一个危险是虚弱本身也会成为一个有生命力的医治对象，它有明确的判断标准，将来可能还会建立起能够被治疗的医学假定。这样，我们逐渐就会对人衰老后身体一定会变弱这一事实视而不见，甚至会迷信长生不老。

A GOOD LIFE TO THE END

Taking Control of
Our Inevitable
Journey through
Ageing and Death

第二部分

为什么我们
很难优雅地谢幕

07
ICU 的角色之谜

人类总是难以接受现实。

T.S. 艾略特，《焦灼的诺顿》

我刚刚度完几周的圣诞假期回来上班。第一天早晨 8 点钟，当办理交接手续时，我禁不住想："我在这里干的究竟算是什么工作？"也许是因为我刚刚离开一段时间，所以现在可以退后一步，用新的视角来观察这个交接仪式。这看起来不太真实。病房内几乎所有的病人看起来都有可能在几天之内或者几周之内告别人世。此时，他们本可以待在家里，由亲人陪伴在左右。可现在他们却被接上各种医学设备，被善意的医护人员包围着。而那些医护人员的唯一目的就是让病人多活一天算一天。

重病特别护理的移交程序包括交换每个病人的详细数据：病人的年龄；

送入 ICU 的理由；已经经过了哪些治疗；目前状况以及未来的病情走势。我接受的训练是让病人好起来，而不是过问所有的事情。但我现在做的恰恰是后者。

一床的卢西亚诺已经 94 岁高龄了，在做了前列腺癌的大手术之后，已经在 ICU 里待了 12 天了。几乎每个活到 94 岁的老人，其前列腺都会发生一定程度的癌变。不管有没有得癌症，与 20 岁的年轻人相比，他们排尿的力度肯定已经大大下降了。他在这里又会有什么收获呢？

这场大手术仅仅是暴露了他的年龄之高和体能储备的缺乏。手术期间的过度失血有害无益。现在他的身体已经虚弱到难以走路了。他连呼吸的力气也没有了，根本离不开呼吸机。他的手被绑到床上，以免他拔掉这些维持他生命的医疗器械。因为声带之间和肺里插上了管子，他也说不出话来了。我回来上班的第一天就考虑，也许次日我就应该把他的呼吸机拿下来。我需要确认他和他的家人理解我要做的事情以及这样做的原因。我要向他们确保，无论他能否转危为安，他都不用再遭这份罪了。至少在临终前，他能和家人说几句话。

二床的西里尔只有 66 岁。自成年起他就一直吸烟，最后他的肺功能衰竭到不能再支持任何身体运动了，他只能坐在家里的椅子上不动。但即使静坐着，他也会感到筋疲力尽。西里尔的支气管炎急性发作了，这足以让局面变得更糟。他被火速送进医院，医生为他戴上氧气面罩帮助他呼吸，还给他用了抗生素。他现在刚刚恢复到能够出院回家，继续在椅子上静坐的生活。我问他在下次病情反复时，他是愿意被送进医院，还是愿意待在家中靠药物来缓解糟糕的气喘症状。他毫不犹豫地告诉我，他不想再来医院了，并且不理解家人为什么不愿意让他平和地离世。我承诺当他回家后，可以安排一些必要的支持措施，确保他不会再忍受疼痛和窒息之苦。

三床的病人叫弗朗西斯卡，她只有 62 岁，患有晚期多发性骨髓瘤。这是浆细胞癌（浆细胞是一种负责人体免疫功能的白细胞）。这种细胞会聚集在骨髓中，干扰其他血液细胞的生成。其他细胞负责防止血液中的蛋白质聚集，以免堵塞肾脏，影响肾脏功能。多发性骨髓瘤几乎难以治愈，但是对治疗反应良好，尤其是在发病早期。

弗朗西斯卡患这种疾病已经很多年了，她现在剩下的时间大概只能以日或者最多以周来计算。目前她体内的电解质严重紊乱，肾脏几乎完全衰竭。医生们认为她的情况已经不适合做透析了，因为她已经临近生命的终点。弗朗西斯卡完全了解自己的处境，因为她的认知能力没有受到任何损害。

两天之前她问道，既然她将不久于人世，为什么还要来医院并被送进 ICU 呢？治疗团队向她解释说，电解质紊乱的问题是容易治疗的，并且治疗也是比较成功的。她继续刨根问底。她的意思是，如果说自己的生命真的只剩下几天或者几周时间了，那么她宁愿在家里与家人待在一起，而不愿意在医院里由陌生人照料。当疾病本身和其他并发症无法医治的时候，她看不到对某个临床症状大动干戈还有什么意义。像许多病人一样，她没有获得对自己治疗问题的选择权。直到她的肾衰竭问题出现时，开诚布公的讨论才真正开始。

四床的克莱夫是从一家私人疗养院转来治疗的。他高烧不退，整个人看上去昏昏沉沉的。他是被救护车拉来的，在急诊科被诊断为尿路感染。因为他的感染症状有生命危险，因此又被转入了 ICU。对于那些危重病学专家来说，这种感染是容易治疗的——可以用静脉输液来复苏，用药物来维持血压，并使用抗生素。这样，绝大多数病人的情况都能好转。

克莱夫是重度痴呆病人，在私人疗养院时就不能下床走动。最近他的体重下降得厉害，虽然被精心看护着，但他还是得了褥疮。他已经 77 岁了，其他这个年龄常见的健康问题，他也一样不落：慢性肾衰竭、冠状动脉疾病（他还为此做过手术）、糖尿病、高血压，还有高胆固醇。虽然他的输尿管炎症可以治疗，但是如果这番治疗仅仅就是能让他重新躺回疗养院的床上，完全依靠别人的照料度过生命中最后几周或者几个月时间，那也很难看出这番治疗的意义。参与照料他的这些人，没有一个希望自己也陷入同样的境地。但是克莱夫在自己能够表达自己想法的时候，没有做出这样或者那样的选择。医生们也只能照章办事，他们既不会袖手旁观，也很难从全局出发考虑问题。

五床是 52 岁的达利尔，他简直快把自己喝死了。他的神志勉强清醒，由于他的肝脏已经不能再分解血液中的有毒物质，所以他的大脑遭到了严重的损害。尽管医生为达利尔提供了全面的生命支持，但在最后两周，他的情况还是没有好转。他出现了严重的黄疸症状，由于肝硬化和肝腹水，他的肚子也鼓胀得很厉害，腹腔中存积了很多液体。在查完房以后，我和其他负责救治的医生以及他的家人进行了交谈，建议不再对病人进行积极救治。

现在我们该说六床的伊凡了。他 77 岁，严重痴呆，由他的妻子照料着。他是从五层台阶上摔下来的，昨晚被救护车送到了医院。他有意识，但思维有些混乱——这也许是痴呆的后果，但也有一点微小的可能性，那就是这次摔倒还导致了他的大脑受伤。他被送去做 CT 扫描，以判断这种可能性是否属实。然而，思前想后，我都难以想象有多少医生会给一位已经 77 岁并且严重痴呆的老人做紧急神经外科手术。

CT 扫描显示，在伊凡的脑内是有一点出血——病人的症状不是由此引起的，但出血肯定是由创伤导致的。下一步就是把他收进 ICU 进行观察，以免出血状况变得更加严重。一个很明显的问题是，即使他的情况真的恶化，我们也肯定不会考虑给他做手术。

还有另外一个问题：伊凡的妻子已经 75 岁了，这么没日没夜地护理丈夫，她也吃不消，甚至在这次摔倒之前，就已经如此了。如果还是在家里护理伊凡，那她需要得到更多的支持，否则伊凡就需要得到更为适宜的社区化护理。但是这种社区护理资源也相当短缺，急诊医院倒是无论日夜都能提供服务，但不能不考虑费用的问题。

不光伊凡要面对费用问题，我刚描述过的其他五位病人也不例外。在医院接受护理，病人每人每天要花掉社会 4 000 多澳元，而且还会给看护者带来错误的期待，给病人带来痛苦。这是一个双输的局面。

最后，当我查床走到七床的亚历山大前面时，总算得到了一个好消息。按状况看，这个病人还是有望治好的。如果能度过鬼门关，他就能够活着走出医院。亚历山大只有 17 岁，经诊断患有格林巴利综合征。这种疾病会导致患者肌肉逐渐瘫痪，也包括他的横隔膜，这就意味着他无法进行充分的呼吸，需要依靠呼吸机的帮助。他年纪还小，却得了这么一种危及生命的疾病。如果没有 ICU 的专门技术和资源，他就不能存活。他的这种病在几天内或者几周内就会痊愈，他也就不再需要任何支持措施，可以回家去过相对正常的生活了。

设立重症特别护理的初衷就是来治疗这类疾病的。但我们的专业最终变成了投入巨大的努力，只是为那些自然衰老，并且预计已经走到生命终点的病人来提供一点支持手段。问题究竟出在哪里呢？

08

ICU 的"副作用"

人们一般认为重病特别护理专业最早是在 20 世纪 50 年代早期在哥本哈根建立的，那时脊髓灰质炎正在流行之中。脊髓灰质炎会影响人体的肌肉，引起肌肉的暂时性麻痹，也有可能造成永久性影响。四肢难以灵活运动通常不是致命的问题，但是当横膈膜麻痹以后，病人就无法呼吸或者咳嗽了，这会导致病人死亡。

一位名叫比约·易卜生（Bjorn Ibsen）的麻醉师向内科医生亨利·拉森（Henry Lassen）建议，他可以把通常应用在手术室中的那些技术应用到拉森收治的病人身上，以人工方式辅助这些病人呼吸。这包括在病人的声带中间插入一根通往肺部的管子，用一个风箱式系统为病人进行人工通气。这样就可以替代横膈膜的功能，直到脊髓灰质炎的症状减轻，病人自然就能恢复呼吸了。在 20 世纪 50 年代早期，还没有人工通气机，因此易卜生需要让那些医学生们轮流工作，通过挤压一个可以自动扩张的气袋来向患者肺中通气，然后再让病人自然呼气。但没过多久，斯堪的纳维亚研发并制造出了人工通气机，代替了医学生们的角色。现在这一设备能够按照病人的需要，以一系列复杂的模式帮助病人进行呼吸。

重病特别护理专业自问世以来，逐渐风靡世界。这一专业在医院占据了一席之地。医生和护士们用他们自己的研究、教材、培训和资格证书构建起了自己的专业。到20世纪70年代时，发达国家的绝大多数医院里都建立起了ICU。

一开始ICU收治的是那些得了重病的年轻人，他们具有康复的希望，能重新返回社会去过相对正常的生活。这类病人包括那些有外部创伤或者严重感染的患者。有时候，当其他科（比如心脏外科）的病人在手术完成后需要生命支持时，也会被送入ICU，直到病人恢复自主呼吸和心血管的血液循环功能为止。人们给这个专业起了许多名字，比如重病特别护理、重症监护病房（critical care units）。一般情况下，病人在ICU中只待一两天。正因为病人可以在这里得到暂时的生命支持直到康复，一些大型外科手术才有可能进行。那些严重感染或者药物过量的病人也能在ICU中维持生命直到康复。在许多情况下，病人能完全康复，这些本来可能死亡的病人又可以重返社会了。

重病特别护理专业的早期历史激动人心。我们是一个新的医学专业的创建者，我们探索着生命的极限，开发出了创新性的方法来为病人提供生命支持直至病人康复。我们对新的疾病进行描述，比如急性呼吸窘迫综合征（ARDS），在我们能够以人工通气方式延长患者生命之前，这个病症根本不存在。我们用强效药物和医疗设备不断把界限推得更远，因为我们的核心任务就是挑战现有医疗手段的极限。这样努力的结果是，本专业成了医院里不可或缺的一部分。其他许多科室，如神经外科、心脏外科以及创伤科，都开始依赖重病特别护理专业来维持病人的生命，无论病人是自主活着还是医疗干预起到了作用。

　　在忙于扩展边界，以便开发出更多方法来维持病人生命的同时，我们却忽略了一些关键问题，例如，究竟哪些病人的生命应该被延长？当病人的病情在多大程度上潜在可逆时，我们才应当着手采用延长生命的措施？病人最可能出现的长期后果是怎样的？换句话说，仅仅因为病人病情严重，不送进ICU 就会死亡，我们就应该收治，让其在 ICU 度过生命最后的几天或者几个星期吗？如果他们无法再活下去是明摆的事实，那么对于直接终止治疗，法律的立场和公众的态度又是怎样的呢？

　　不予治疗或撤销治疗的决定是如何做出的呢？这完全是病人或其照护者的选择吗？这是不是基于医生的建议做出的？如果出现僵局怎么办？该如何化解？在这一领域适用的法律是什么？

　　ICU 成了一个拥有独特医学技能的、既名正言顺又被高度认可的科室。这当然是一件令人鼓舞的事情，但同时我们也忽略了这个科室还有很多不为人知的含义。

　　下面所说的现象并非阴谋，但也未必是社会或者这一领域的工作者想要的。这会悄然发生，也就是不久之后一些人会退后一步，开始客观地思考起重病特别护理应该发挥的作用，以及我们应该如何就这个专业的目标和局限性在社会上展开讨论。

　　同时，随着治疗的病人群体的变化，ICU 也开始改变。病人不再以年轻人为主，也不再以那些遭遇了悲惨的、威胁生命的事件，但还适合救治的病人为主。病人们年龄更大，身体更虚弱，而作为入院原因的病情本身却并不严重，比如跌倒或者感染。跌倒或者感染经常是由年老体弱导致的。另外，病人病情的严重程度以及康复难易主要与他们基本的慢性病状况有关系。骨折或者感染对一个 20 多岁的病人来说就是小事一桩，但对年老体弱的病人来说可能是致命的。

随着病人群体年龄的上升，呼叫救护车的老年人数量以相同的幅度上升，入院人数和接受重病特别护理的老年人数量也同样如此。重症监护病房成了很多人走向生命终点的门户。因为 ICU 能让年轻的病人康复，所以我们把这套复杂的技术也同样用在了老年病人身上。结果就是，年老体弱者进入 ICU 的数量正在不成比例地上升，导致经济费用不断增加，也给处于生命尽头的病人群体及其照护者带来巨大的痛苦。

患上败血症或者致命感染的病人是重病特别护理的主要"客户"。在 ICU 内治疗败血症是我们的强项：使用抗生素、静脉输液以及药物支持人体循环，有时还有更复杂的治疗干预措施，如人工通气和血液透析。结果就是，在 ICU 中由败血症导致死亡的病人人数一直处于下降中。可是只有当把目光仅仅聚焦于医疗体系中自己的那一小部分时，这才算是值得庆祝的一个理由。我们的思考和研究通常只集中在我们在 ICU 内应该做什么，以及在我们参与救治病人的这个有限的时间段内病人的恢复情况如何。我们让病人在 ICU 内支撑着活下去，并为此相互祝贺，甚至把这些堪称奇迹的医学成果发表在那些久负盛名的医学刊物上。

不过，重病特别护理不只是创造了这些医学奇迹，在 ICU 里我们还不知不觉地给病人带来了许多可怕的感觉。这种感觉和人们对折磨的理解有诸多相似之处，包括与外界隔绝、疼痛、恶化、持续的光照和睡眠剥夺。医护人员采取了各种措施来改善病人的状况，但病人还是会被看成一组数字——是各种疾病与异常的病理生理学的结合。

病人在 ICU 里的遭遇和真正的折磨之间的区别就是，ICU 中的医生并不是故意让病人来受这份罪的，这绝对与他们的愿望相反。我在 ICU 中见过的任何一位医护人员，对病人无不是好心好意地关心体贴。然而，处于重病特别护理中的病人所遭受的那些折磨，和遭遇严重创伤事件的病人所经历的差不多，这和他们要被治疗的疾病没有关系。我们对医院的要求太多了，这根本就不是一个用来送终的地方。

很多在 ICU 中待了许多天的病人最后都会产生幻觉。这种幻觉常常是迫害妄想，就是害怕医护人员，感到恐惧。通常出院一些时日之后，病人的这种感觉就会散去。但是出院以后，也有很多病人会在心理和生理上留下创伤。他们的身体会出现一些能够观察到的变化：当插入侵入性的导尿管、输送管或者引流管时，他们会心生恐惧；掉头发；指甲变得脆弱；因为体重减轻而出现腹纹。还有一些没那么明显的变化。很多因病情严重又回 ICU 治疗多日的病人，肌肉会出现萎缩，身体变得虚弱，以至于连走路等一些简单的动作，在没人协助的情况下都难以完成。他们的关节会变得僵直甚至好似"被冻住"了一样。这通常会随着时间推移有所改善，但在某些情况下，这些虚弱和失能会成为永久性的。

也许更值得忧虑的是重症特别护理对病人心理的影响。这在很大程度上是一个未知的世界——在 ICU 死里逃生的病人体验到了这个世界。有高达半数的病人会焦虑和抑郁。很多病人会出现严重的广场恐怖症，以至很难重返工作岗位或者参加社交活动。还有相当多的病人会有性功能障碍，并导致婚姻关系破裂。他们的情绪和认知能力会被严重损害，导致处理家务和理财方面的能力下降。

对给病人的家庭和照护者带来的负担，我们也认识不足。对于很多重病病人，比如中风或者心脏病发作的病人，我们会有周密的治疗康复方案。康复方案有许多好处，但是对于已经处于特别护理状态下的其他病人就很少存在这样的康复方案。有一些心系于此的重病特别护理专家就此建立起一门临床学科，尝试给这些不幸的病人们提供一些可能会起到帮助的服务，比如物理疗法、康复疗法和心理服务。可是，对于绝大多数忙碌的危重病学专家来说，处理病人的急性病症已经让他们疲于奔命；绝大多数医生没有时间，也没有意愿去为那些他们仅仅治疗了几天的病人考虑出院后的后续服务。他们也不得不学会一整套不同的技能，或者熟练掌握管理病人慢性病问题的网络。

创伤后应激障碍（PTSD）是一个经常被用到但却很难定义的术语。它经常出现在病人遭受创伤事件之后，病人所经历的痛苦通常会被夸大。对患有创伤后应激障碍的人们来说，那种感觉不会随着时间而逐渐消逝，反而会被越来越频繁地体验到，他们会无端地感到恐惧，并出现出汗、心悸等身体症状。没有人确切地知道有多少人因为被收入 ICU 治疗而患上创伤后应激障碍。但至少有 5% 的病人遭受着这样的痛苦，也许会有半数病人难逃这一厄运。

目前的研究结果令人惊恐，尤其是对老年病人来说更是如此。他们中有一半以上会在出院 6 个月之内重返医院，而且经常是因为一个与此前病症并不相干的病症。在那些重新入院的老年病人中，只有 20% 的人能存活超过一年。

他们被 ICU 收治的一个最常见的原因是严重感染。然而，对于这些年老体弱的病人来说，并不是感染的严重程度影响着最终结果。对于实施重病特别护理让病人活下去，这里的医护人员已经驾轻就熟。决定病人最终结果的因素是他们的年龄、慢性病状况，以及他们是不是在生命的最后六个月内被送进医院的。如果在入院之前，患者有一些轻微的或者中等程度的虚弱症状，那么这在出院之后就会变成严重障碍。换句话说，患者不能再独立地存活下去了。

如果病人在入院之前已经有了严重的身体障碍，那他很可能就无法避免死亡的命运。最好的结果是仍然处于严重的失能状态，必须在疗养机构中进行护理。当考虑让老年病人住院和进入 ICU 的益处时，这是需要纳入考虑的一个关键信息。然而，医疗系统很少把这一点纳入考量，也几乎不会与病人及其照护者分享这些信息。

那么在重病特别护理的过程中，我们采取的哪些举措导致了病人死亡，或者在出院后身体状况显著恶化呢？要回答这类问题，人们首先应该知道，病人出院后的不良预后与病人被 ICU 收治肯定是有联系的，但并不一定是由进入 ICU 进行救护引起的。

可是研究发现，人们并未认清这一点。人们的推断是，病人在 ICU 中的经历引发了他们在出院后遭遇的所有问题。因此，很多研究的结论就是，我们需要创新性的"加快病人康复的医疗干预措施"，或者我们应该专注于"在处理急性病时维持病人的机能"。美国的《患者保护与平价医疗法案》（*Patient Protection and Affordable Care Act*）已经授权医院降低那些年老体弱病人的再次入院率。也许这个法案正处于正确的轨道上，但它所依据的理由是错误的。

这个法案假定医院没有采取恰当的治疗措施，并且病人返回医院时所患的还是与此前相同的未治疗好的病症。有时会是这种情况。然而，与这一事实相关联的通常还有另外一个事实，那就是这些病人正在走向生命的终点，对此传统医学手段无力回天，所以应该鼓励病人在社区接受生命支持。

但是，对尽量避免病人重新入院的关注还是值得赞赏的。我猜测，这一法案是在鼓励医院把系统的方法落实到位，改善病人的健康状况，以化解病人再次入院治疗的需求。在努力匡正卫生保健问题的政府看来，病人的再次入院率高就是现有卫生保健系统的失败。因此，如果采用另外一种完全不同的方法，就能解决这一问题。

我想从不同的角度来诠释一下这个研究。把患有严重感染的老年病人收入 ICU，就是这个病人的状况面临进一步恶化的标志，但这并非由入住 ICU

造成，而是他们衰老过程中自然而然的一部分。病人再次入院并非医疗体系的失败，而是标志着老年人的健康状况自然而然地、且意料之中地出现了恶化。医生需要以不同的方式管理病人的状况，包括坦诚地与人们讨论。

作为一名特护医生，让我感到自豪的是，我们的专业能够对这些病人进行更加有效的治疗，另外就是能有更多的病人可以活着离开医院。但我也乐于从病人的角度来看这个问题。我希望我们的专业能够成为整个医疗体系不可分割的一部分；我希望自己能够拍着胸脯说，我在这里的工作能够提升病人的健康水平和出院后的生活质量；我还引以为傲的是，在 ICU 的四壁之内，对败血症的治疗在过去这些年中有了长足的进展。

对年老体弱的病人被 ICU 收治而导致的其他一些问题，一些类似的研究也开始出现了。例如，肺炎、心力衰竭和心脏病发作是导致年老体弱的病人再次入院率和死亡率居高不下的原因。更重要的是，如果对年老体弱的病人来说，进入 ICU 接受治疗是其健康状况下降的标志，那么就需要让病人和他们的照护者了解这个情况，这样他们在为未来做打算时能够做到有的放矢。实际上，很多病人在离开医院时，很少知道自己的身体状况将如何发展。他们的健康状况会恶化，他们需要更频繁地入院治疗，而且身体状况会变得更不适合用传统的医学手段来改善。

在病人入院期间负责照护病人的医生们，把救治病人使其存活视为现代医学的胜利，而不是病人的新的健康状态的开始。病人在这样的状态下需要复杂的规划和支持。政治家们和政策制定者们需要改变现在的医疗体系，这样才能适应面对不同健康挑战的老年病人群体的需要，才能够按照他们的期望提供不同的选择，而不是使他们只能反复入院接受无效的健康干预。

09
僵化的诊断体系

我正在劝解两位愤怒的同事，他们正在为四床 85 岁的女患者玛德琳究竟"属于"谁而争辩。两位医生的临床工作量都很大，他们都不想接收新的病人了。新来的病人是位老年女性，实际上没有什么医疗措施能从根本上解决她的问题。也许正是这个原因，两位医生才都不愿意接收这位病人。

玛德琳是一个老烟民，入院时就有气短的症状。在过去的几个月中，她曾六次入院，每次都是因为吸烟导致了气短症状。不幸的是，像她这样有着 60 多年烟龄的老烟民，气短必然会累及包括心脏在内的其他器官。因此，玛德林也有一些心力衰竭的症状，这又加重了她的气短问题。负责为她治疗被吸烟损害的肺部的呼吸科医生意气激昂地指出，病人胸部 X 光片反映的变化与心脏功能衰竭是一致的。心脏病专家们承认这一点，但他们认为，气短主要还是由吸烟造成的潜在损害引起的。在这样的博弈中，病人入院是因为典型的呼吸疾病症状，这样一来呼吸科医生就推不掉了。这样的争吵日日发生。这让那些负责急诊的医生感到很为难，因为他们不得不扮演仲裁者的角色。

传统医学把疾病分成急性的和慢性的。急性是指发病迅速而非病情严重。慢性是指内在的长久性的健康状态。一个患有多种慢性病的、年老体弱的人出现尿路感染就是一个急性病发作的例子。慢性病包括心力衰竭、痴呆、慢性肾炎等。急性病是容易解决的：抗生素和静脉输液就能解决问题。然而，实质性问题（病人预后情况的主要决定因素）是病人潜在的健康状态。

17世纪，英国医生托马斯·西德纳姆（Thomas Sydenham）把急性病描述为上帝强加于我们的，而把慢性病描述为起源于我们自身的。医药是专门治疗急性病的，医生接受的也是这样的培训。急性病诊断就是指医院应该如何进行分类收治，这是医疗费用报销的基础依据，我们制订医疗体系计划的绝大多数数据也来源于此。就老年人尿路感染这个病例而言，病人的慢性健康状况不仅是急性病的根本原因，而且最终将决定治疗结果，但医生却会忽视病人的慢性健康状况。

于是，许多年老体弱的病人被收进急诊医院来治疗这些所谓的急性症状。在一个医学已经实现专业化分工的年代，绝大多数入院的老年病人都有多种疾病缠身，因此病人可以被安排进四五个医学科室中的任何一个。这在很大程度上成了一个随机性的过程，在每次入院时可能都会有不同的变化。

和绝大多数入院治疗的老年患者一样，玛德琳也有一系列衰老导致的病症或者并发症，这些病症难以归入单一疾病的概念。她还有糖尿病、高血压和慢性肾功能衰竭。其他的老年性慢性健康问题包括冠状动脉粥样硬化性心脏病、高胆固醇、胃-食管回流症、关节炎、中风前兆、心脏衰竭、周围血管疾病，以及慢性呼吸问题。对于我们 ICU 收治的病人来说，有上述疾病中的一些是非常普遍的，因此我们正在考虑事先把这些病症都印在一张卡片上，到时候按照病人的表现打钩就可以了。他们身上出现的这些状况都可以归结为某种病症，但几乎都是随着年龄的增长才逐渐显现出来的。不幸的是，这些内在问题并不适合通过传统的医疗手段来治疗。我们医院收治的这类年老体弱的病人越来越多。可是，很少有医生愿意坦诚地说明衰老本身带来的影响，以及除非现代医学出现奇迹，否则在治疗这些病症方面医生基本上是束手无策的。但是针对病人的慢性健康状况及其可能的发展进程开展坦诚的讨论，还是大有可为的。

诊断这个概念是医学教学和实践不可缺少的组成部分。我们是"做出"或者"形成"一个诊断的。"大夫，我这是怎么啦？"患者的提问必须用医生的诊断结果来解答。这里的假定是存在一个单一的病情诊断。医疗实践要建立在诊断的基础上。临床实践最主要的目标就是要查清病人的病因是什么。这要建立在了解病人病史的基础之上；要对病人进行身体检查；要对病人进行鉴别性诊断；要对病人进行询问；然后，大功告成——你完成了对病人的诊断过程！

世界卫生组织依据国际疾病分类（ICD）标准对疾病进行了分类。世界上有 110 多个国家使用这一标准，它被翻译成了 42 种语言，既应用于临床流行病学，也应用于人类健康管理、费用安排和资源分配。它所针对的疾病、体征和症状、异常发现、轻症、社会环境和伤病的外部原因，包含了 14 400 个不同的代码，再加上可选择的次级分类的话，代码就会多达 16 000 个。

为了让诊断结果更可靠，耶鲁大学管理学院在 20 世纪 80 年代早期引入了诊断关系群（diagnosis-related groups，DRGs）的概念。这个概念是由一个大学的管理学院开发出来的，这个事实本身就已经给人们敲响了警钟。它的目的是识别医院所提供的"产品"。对一个特定的诊断会设定一定的报销额度。如果你能把诊断问题快速管理好,并且不招致埋怨,你就能从中获得利润。如果做不到,那你就赚不到钱。这是一项财务工具,而不是医疗工具,是围绕降低卫生保健的成本而构建的。尽管如此,这个系统还是得到了广泛的应用。

从理论上说,这是合理的。病人如果正在接受简单的治疗,比如摘去胆囊,就会有一个特异性的诊断标签——胆囊切除术。如果手术进行顺利,你就能报销一定数额的费用。如果因为并发症导致住院时间延长,那就是你的问题了,你需要自己承担这部分费用。

一个完整的产业由此发展起来也就不足为奇了,其目标就是与这个诊断体系进行"博弈"。诊断体系建立在如此灵活的解释之上,意味着财务人员能够将病例划入对财务最有利的诊断标签之下。因此,财务人员很有想象力的医院就会被视为更好的医院。例如,财务人员的小算盘打得精的医院就会把本来列在肺炎这一标签之下的死亡病例转到"呼吸衰竭"或者"败血症"这类标签之下,从而降低本院肺炎病人的死亡率。与此类似,某些报销比例较低的标签也会被重新编码到报销比例高的代码之下。而这与提供优质的保健服务并没有太大的关系。

玛德琳不符合这个以财务收益为基础的运作体系,现在被收入我们医院治疗的绝大多数老年病人同样也不符合该体系。发达国家的病人群体已经发生了改变,单一诊断的概念已经不合时宜。现在的人们更长寿,慢性老年性疾病的种类越来越多。无论国际疾病分类还是诊断关系群体系,都已经以某一种方式修改了它们的代码,其名称、编号,甚至名称和编号的集合,都已不能准确地定义病人的临床状态。随着我们对病理生理学了解得不断深入,以及更加复杂的诊断方法的出现,"疾病"或者"诊断"列表的项目现在已经增加到了数万项。我能想象到,在200年前病人的死亡不过就是因为寥寥的几种原因，例如霍乱、斑疹、伤寒、肺结核、肺炎、创伤、败血症，以及分娩导致的一些问题。今天，在发展中国家，年轻人的死亡原因也比较单一，如肺结核、疟疾、艾滋病和创伤。但是随着医学的发展，随着影像技术越来越强大和化验手段越来越高超，我们几乎每天都在发现新的症状。

然而，这不仅仅是由现代医学奇迹以及稀有诊断措施带来的。我们宁可认为，这是由对患者群体不断变化着的特征进行持续深入的探索而导致的——这些特征和诊断结果是什么关系，这些疾病的概念是如何变化的，这些变化意味着什么。我们尤其需要探索这些僵化的诊断代码在描述正常的老龄化和死亡过程时有什么缺点。例如，肾脏医学专业正在考虑把衰老引起的肾脏功能退化也标识为慢性肾脏疾病，从而扩大了肾脏疾病这个概念的内涵。这就意味着在 75 岁以上的老年人中，几乎有一半人会患有肾脏疾病。

虽然住院的病人群体发生了根本变化，但急诊医院的功能在这 50 多年来基本是一成不变的。急诊科仍然像是医院核心业务之外的附加物。直到 20世纪 60 年代，它们还是那些无钱在家里或者在医生的诊所中接受私人医疗服务的病人被迫来看病的地方。当急诊医院变成卫生保健服务的标志之后，以社区为基础的护理的作用也改变了。医院变成了技术和医疗专业知识高度聚集的地方。公众对此有所了解，因此病人们都被吸引到了急诊医院的急诊室。其结果是，来急诊科就医的病人数量急剧增长，尤其是年龄在 85 岁以上的病人数量增长得更快。

现在，人们几乎不会因患上了某种疾病而在几天或者几周内就去世。他们会慢慢变老，在变老的过程中，他们会由于生命逐渐衰竭而慢慢出现越来越多的相关症状。他们正在进行的是一场毫无成功希望的搏斗。人们愿意在老人生命的最后几个月将其送进医院，这正在成为一个普遍现象。对医疗工作影响越来越大的财务人员们仍然相信病人入院是因为单一病症；他们认为当问题解决后，病人就可以出院回家了。因此，病人再次入院就意味着问题没有得到解决。如果单一病症没有得到正确的治疗，病人就会再度返回医院，重新住院治疗。整个医疗产业都想努力解决病人重新入院这个问题。当一家医院的病人重新入院率比预期高时，它就会受到严格的审查。

结论就是，医院做错了事，所以应该受罚。病人重新入院意味着医院没能很好地解决病人的问题，进而可以引申为病人"被出院"得太早了，因为推迟让病人出院也会导致医院在经济上受罚。然而，老年人越来越多地被送入急诊医院治疗是一个不可逆转的现象，而且与年老相关的健康问题还可能恶化，需要反复入院治疗。恰恰就是这种按医学方式对濒临死亡的病人进行处置的方法扭曲了我们的医疗体系。其结果是，医院没有因为它们对某一特定病人群体提供的服务有质量问题而遭受经济上的惩罚，反而因为这个社会认为任何衰老导致的疾病都能得到治疗的假想而受罚。社会上对医疗能够做什么，更重要的是，对医疗做不到什么这个问题缺乏客观的看法，这也让医院遭受了惩罚。社会没有为老年人提供适当的临终关怀或者为此提供资金支持，也让医院遭到了惩罚。

不论对与错，现在很多由于年老而出现的症状都已经被医疗化了。面对这些年老体弱的病人，医生能做的微不足道。但是对于这些不可逆转地衰弱下去的老年病人，医生是不能停止治疗的，这种药品不行就换一种，总得这么治疗下去。有时候医生也会让老年病人接受一些不必要的手术，而给病人带来了不必要的痛苦和煎熬，甚至导致病人在 ICU 里靠着医疗设备的支持度过人生最后的时光。

随着医疗专业化程度的不断提高，还出现了一种违反常理的情况：那些身体出现多种问题或者病症的老年病人被负责医治单一器官的专科医生们人为地"分而治之"。这些专家在对由他们负责的病人某一器官的问题进行治疗时，常常会忽略病人的整体状况。现在被急诊医院收治的很大一部分病人就是这样的"老年病人"。讽刺的是，这些医院在很多情况下又难以提供他们所要求的针对"老年病人"的护理。这些病人需要更多的药物和介入手段，也需要围绕病人的身体机能和意愿来设计护理。有很多病人宁愿在家中或者社区护理机构进行治疗，也不愿意在医院度过人生最后的日子。

虽然一个年老体弱的病人很少恰好只患有某一类疾病，但"进行诊断"仍然是对他们进行医治的中心环节。马萨诸塞总医院每周案例分析记录版块的目的就是发现罕见的诊断。在这个每周一次的烧脑活动中发现正确的诊断，就和破解《时代周刊》的每期字谜是一样的。电视连续剧《豪斯医生》（House）曾经风靡一时。这部电视剧的主人公就是一名经常行事唐突的医生，他有一条腿是跛的，性格也有些古怪。但他仍然是一位传奇人物，因为他能查清病人的病情，拿出不但正确而且常常不落俗套的诊断。

拿出不落俗套的诊断没有什么问题，但是医疗的关键还是要给病人治疗病痛。有一些病人可能运气好，只患有某种罕见的身体机能失调，但大部分病人都可能受到了一些慢性医学问题和社会问题的交互影响，从而导致了目前的身体症状，并需要同样复杂的解决方案来应对。

过去我认为普通内科医生，比如急病护理医生或者住院医生，可以提供管理这些病人所需要的平衡。然而，他们通常也是沿着传统途径学习医疗知识的，学习的焦点也集中在诊断和治疗上。同样地，老年医学专家更像是给老年人看病的普通内科医生，而且他们中的许多人也不愿意在传统的医学界限之外采取什么离经叛道之举。也有些医生比较另类，认为传统的现代医学方法在为老年人进行治疗方面疗效不佳。也许我们自己那些临终的老年亲属的经历，以及我们的医学同行们所谈到的那些轶事，可能会改变我们对传统医疗方法的迷恋，而更愿意接受一种更温情、更以病人为中心的医疗方法。令人遗憾的是，考虑到社会环境以及要对病人及其护理者保持坦诚，通常采用那些昂贵的诊断措施和介入手段比花更多的时间来解释和解决症状更容易，在经济回报上也更好一些。

如果有人想把慢性病和老年性机能退化这个模糊不清的领域定义清楚，那可以先来看一下总的医疗术语，并赋予它一个概括性的含义，以反映病人的状况。这并不意味着我们会忽略那些很适合用传统医学手段治疗的身体病痛，而是说我们自己和病人都承认，随着年龄的增大，病人会变得越来越虚弱。我们会尽全力来帮助他们调理身体，尽量控制这些与年老相关的令人不快的症状。

然而，"年老"或者"虚弱"目前还是不为人们所接受的诊断，"濒临死亡"更不是。应该清醒地认识到这样一个事实：急诊医院有着丰富的资源和大量训练有素的医务人员，他们通常不愿意承认病人已经走到了生命的尽头。对临终者进行适度治疗的原则，迷失在庞大的国际疾病分类诊断代码所收录的不断增加的医疗措施中。

医生很难预测死亡的准确时间，但这并不意味着不能和病人以及他们的护理者公开讨论这个话题。姑息治疗对晚期癌症患者来说是十分有用的。这种治疗方法在其他情况下的应用也正变得越来越广泛，比如应用于心力衰竭患者。然而，姑息治疗依然是一个以诊断为基础的医学专业，尚未被广泛地应用到因衰老而自然走向人生终点的老年病人身上。姑息治疗的特点就是坦诚地解释病情，简单地控制症状和给予适当的支持。基于这些特点，对于这些老年病人的护理，临终关怀团队有很大的用武之地。

目前这种定义和分类诊断的方法有很多其他的含义。一直以来，我都必然要询问病人的家族病史，包括病人父母甚至其祖父母和外祖父母的死因。当他们的长辈是在没有任何前期症状的情况下，在40岁时死于心脏病时，病人比较容易进行说明。但如果他们的长辈是慢慢衰老，然后在85岁时自然死亡，病人又该怎么说呢？他们完全有可能把写在长辈死亡证明上的内容告诉你，或者重复一下当年医生在医院里所说的话。可死亡证明上所写的内容又有多可信？按照死亡证明的要求，人的死亡必须要归因于一项具体的被诊断的病症，而且必须正式地写在死亡证明上。据说，死亡证明不准确的问题也许还是由初级医生偷懒或者是缺乏知识和训练等因素导致的——他们通常负责填表格。然而，医生都知道，有些死亡证明往往是连蒙带猜地写成的。许多病人的离世，就好像所有的人体机能一下子全都停摆了。他们离世是因为多种人体器官因年老而衰竭，而且是可以预见的。在这种情况下，医生很难对病人做出一个严格的医疗诊断。国际疾病分类的编码遵循国际性指导方针，并且服从严格的统计学建模。但如果底层数据不准确，那它就是"垃圾信息进，垃圾信息出"。

令人遗憾的是，我们的医疗保健体系和服务就是围绕这样的错误数据建立的。例如，我们可能听说过，在我们这个社会中，心血管疾病是最普遍的生命杀手。因此，推论就是我们必须在这方面投入更多的资源。这个结论忽略了随机性、死亡报告上所填内容的不准确性，以及老年人的许多临床症状是难以预防也难以治疗的这个事实。当然，人在死亡的时候，不管是什么因素促成了病人的死亡，心脏都会停止跳动。因此，把病人的死亡归结为心血管因素是很容易的。

然而，很多病人仅仅就是因为已经衰老不堪而离世的。硬要给这种临终状态一个严格的诊断代码甚至为其安排上一系列名称，真不如使用年老或者虚弱作为死因更符合逻辑。病人也许只是表现为活动能力下降、体重减轻、困倦、缺乏撑下去的愿望，最终生命凋落。当被问到自己的亲属是如何去世的时候，普通人不可能把所有副发病变都列出来。就算他们能向医生提供这样一组症状，那是不是就意味着这个提供了家族病史的人多少也有可能积累下同样一份列表呢？也许是吧。但是当这个列表仅仅表现出他们将和故去的亲人一样经历正常的衰老过程时，结局就并非如此：他们可能表现为对感染的抵抗力逐渐降低，或者是肌肉不可避免地萎缩，力量渐渐变弱，因此可能跌倒甚至丧命。

　　九床的阿尔伯特是一位 82 岁的老人，作为一个老烟民，他因为缺氧而心脏停跳。和玛德琳一样，他也有冠状动脉变窄引起的心脏问题。他体内维持心脏跳动所必需的氧气水平可能已经严重下降，这导致他的心脏纤维化，进而导致心脏停跳。体内氧气含量水平低，再加上因为痴呆日渐加重而把唾液和食物吸入肺中，使得他的情况不断恶化。也许这一切发生的原因还包括前列腺癌，这种癌症能够使人的活动能力和免疫能力越来越差，导致病人患上肺炎，加上组织缺氧，最终会使病人心搏停止。他在三天后离世了。在他的死亡证明书上，我该怎么写死亡原因呢？这些互相作用的因素很难被分开，并把其中一种作为最主要的原因。我们过去曾经可以把"衰老"当作死亡原因写在死亡证明上。这反映了衰老不像心血管疾病一样，是一个需要防治的公共健康问题。它也许能提醒我们这个社会，死亡是难以避免的；现代医学宣称的一些东西经常是不现实的，是夸大其词的。

　　在重病特别护理领域，我们会使用"多器官衰竭"这个术语。它经常是指严重的身体损害，比如会引起多个器官运行失灵的感染或者创伤。然而，这个术语也可以准确地用在所有器官都运行失调或者失去功能的老年患者身上。

　　我们在治疗老年病人的那些所谓慢性疾病方面当然已经取得了很大的进展。人类的寿命无疑在延长。我们在中风、心肌梗死和糖尿病的治疗方面有了很大的突破。但是老年性疾病的名单还是越来越长，虽然现代医学创造了很多奇迹，但对此还是无能为力。医学上取得的最大进展还是被归类在治疗性和预防性医学之下。我们现在正在向一个不同的领域迈进，它不是执着于延长人类的寿命，而是要认清现代医学的局限性，对患者实话实说。在他们的衰老和死亡过程开始以后，投入更多的资源，以更有想象力和创新性的方法来支持他们。

　　对病人需要住院治疗的原因，单一急诊症诊断的描述经常是随机的、不准确的。病人需要住院治疗是因为他们的病情太严重，难以在社区进行治疗，也是因为他们的护理者通常自身也是老年人，体力上承担不了照顾病人的繁重劳动。许多这样的病人都已经到了病危阶段，只剩下几天或者几周的时间了。即使医生根据副发病变调整了他们的诊断代码，也很难描述他们的临床状态。

不过，病人会问究竟是哪里出了问题。我们也许需要一种新的语言把医学知识和病人的问题联系起来。就年老体弱者来说，年龄增大导致的心理状态变化和器官机能退化，解释起来会更加复杂。人体所有的器官都会老化。我们可以借助例子对衰老做出通俗易懂的描述。这样一来，病人就会理解，这些症状目前还很难被综合成一个诊断，更多还是被描述为一种健康状况，医生们也不确定其恶化速度有多快。某个病人也可能需要医生解释一下什么是副发病变，比如高血压、冠状动脉疾病以及骨关节炎，还需要医生向其解释这些与年龄相关的状况如何治疗，或者如何使用那些目的在于改变疾病进程的疗法。医生们会越来越普遍地采用这种语言，而不是医学诊断语言来进行讨论。在讨论中，一个好的医生从来不会回避不确定性，他在有必要的时候会说"我不是很确定"或者"我不知道"。

医生会忍不住寻求对目前状态的准确认识，而不是承认其存在不确定性。在病人年老体弱的情况下，我们很难确切地知道他们究竟还能生存多长时间；但是依据特定的身体健康状况和身体机能因素，我们还是可以判断出病人是能存活几个月，还是一两年。病人和他们的护理者也有权知道这个情况。

还有另外一个方法能把由衰老引起的影响我们身体健康的问题打包到一起，并且可以根据它们对我们生活的影响来思考它们。这些累积的功能失调可以依照对病人的重要性进行表达，诸如活动能力降低、疼痛感增强、认知能力下降，以及自理能力降低。对很多老年人来说，这些都是很关键的维度，对他们的影响都很大——比机械性的医疗诊断更值得被重视。我们也需要承认，那些以机械方式来下结论的医疗诊断会随着时间的变化而变化。在病人生活的某个阶段，其心脏衰竭症状可能是比较温和的，但是随着时间的推移会变得严重起来，并最终造成严重的机能残疾。从僵化的诊断分类中走出来，有助于医生依据对病人困扰最大的因素，形成对病人更加人性化的护理方式。

也许我们应该思考究竟在什么情况下入院治疗才是恰当的，并且又该如何定义恰当的入院治疗。所谓不恰当的入院治疗就是，现代急诊医院的资源和病人的病情程度不匹配。换个说法就是，医院的资源不能或者很少能对缓解病人的状况有所助益，相反让病人入院其实还起到了负面作用。

进一步来说，对濒死病人的病情诊断和病因进行编码，可能会让我们对病人所面临的健康问题产生错误的印象。那些名称和数字可能很难反映出病人面临的问题就是死亡这一简单事实，也很难反映出那个领域其实并不存在公共健康问题，不需要重新安排资金来预防根本就难以预防的自然死亡问题。现代医学对年老体弱的病人不断施加的那些细枝末节的治疗手段只不过是一些让人遭罪却又无用的对身体的冒犯而已。

"医生，我的身体出了什么问题？"这是病人提出的一个重要问题。对此，医生应该给出审慎且坦率的解释。

10
优雅地告别人世有多难

马萨诸塞州的邓肯·麦克道格尔（Duncan MacDougall）博士在 1907 年宣布，通过在人死前后对其身体进行称重，发现人的灵魂重量是四分之三盎司（约 21 克）。

早就有传言说，沃尔特·迪士尼（Walt Disney）想在自己死后马上把遗体冰冻起来。不过，按照他女儿的说法，沃尔特从来没有过这个想法。沃尔特在 65 岁那年去世时，遗体被火化了，骨灰被埋葬在加利福尼亚格兰岱尔市的森林草坪公墓。

低温物理学研究如何对人体进行冷冻，以及如何在低温下对人和其他动物的遗体进行保存。在理想的情况下，冷冻程序应该在人的心脏停止跳动后几分钟内就开始，以防止身体组织损坏，这样当他在未来的某个时点回温苏醒后，此前折磨过他的各种疾病都可以用那时最新的医疗方法来进行治疗。尤其重要的是，要在人体循环停止时防止大脑受到损害。这就像是和时间打了一次赌，当你的身体被完全解冻苏醒后，如果大脑不好用了，那就白白地浪费了很多时间和金钱。我们不知道在这个冷冻过程中，人的记忆、个性和身份认同能否保留。从理论上来说，保留是能够做到的。根据申请人的支付能力，他可以选择把自已的头、大脑或者整个身体冷冻起来。

在几年前的一次会议上，我满怀敬畏地听过一位来自洛杉矶的企业家谈论他的低温储存公司。当某位客户即将离世时，一名医生会持续监控他的情况——手搭在他的脉搏上，观察他的呼吸情况。同时，一辆卡车就在附近待命，各种生命保障设备处在随时待命状态，配备的技术人员也都是精于这项业务的专家。当主治医师探测不到病人的脉搏和呼吸时，就会宣布病人已经死亡。在西方社会，当医生宣布某人死亡时，从法律意义上来说这个人也就死亡了。

卡车司机接到电话通知后，会立即把车开过来停在外面。工作人员会带着设备迅速从车后面跑下来。像一个处理心脏停跳的团队一样，他们马上围到病人的遗体前，启动所有的设备，比如用体外膜式氧合器来接管病人的循环功能；用人工通气来给病人的身体供氧，并让肺膨胀；用静脉输液管来供给恢复生命的药物。结果就是病人会苏醒过来，在被从法律上宣布死亡后又获得了生命。然后，人体低温储存的过程就开始了，病人的身体会被冷却并注入低温防护剂，病人会慢慢地再次死去。人体会被降温到-196℃，这正是液态氮的沸点。医学上认为，导致细胞破坏的结晶和其他潜在因素，会被所谓的玻璃化过程降到最低程度。

随后的工作就是一直把这位客户冰冻着，直到影响其生存的疾病有了合适的疗法再让其苏醒并接受治疗。这种方法尚需解决的一个大问题是，它不适用于那些由于年老而自然死亡的人。当人们进入老年阶段后，头发会变得花白，皮肤会生出褶皱，绝大多数组织和器官的功能会下降。他们的死亡是多种因素共同作用的结果。对这种老年人的身体来说，先冷冻再苏醒说不上是一个理想的疗法，即使在苏醒时对于最终导致他"死亡"的这一项疾病已经有法可医。这些身体虚弱的老年人很少死于一种单一的可以治疗的疾病。而死于单一的可治疗疾病的年轻人往往又没有资金或者意识来考虑这种对人体进行低温储存的方法。低温储存的主要客户群体是那些走到生命终点的富裕的老年人。有朝一日，他们也许可以借助 DNA 技术，再造一个年轻版的自己，甚至另一个版本的自己。但是，我们也许不应该在这个已经有太多人口的世界上，再让这么多接近死亡的老人通过 DNA 克隆出年轻的自己。我们也许还没有把这个问题想清楚。

另一方面，奥布里·德·格雷（Aubrey de Grey）想在第一时间停止我们的衰老进程。他使用从自己母亲那里继承来的 1 650 万美元来资助他的 SENS 研究基金会，目标就是防止由于衰老而引起体能和认知方面的衰退。SENS 是 Strategies for Engineered Negligible Senescence 的缩写，意思是工程化抗衰老策略。奥布里·德·格雷想在浮士德和道林·格雷（Dorian Gray）虽然遭遇失败但并未造成什么不好的后果的领域取得成功。他支持设立了长生奖（Methuselah Mouse Prize），这个奖是授予那些成功地延长了老鼠寿命的科学家的。他还创造了"亲老化恍惚（pro-aging trance）"这个术语，目的在于人们把衰老带来的恐惧感抛掉。《麻省理工学院技术评论》（MIT Technology Review）认为奥布里·德·格雷的说法大错特错，根本就不值得辩驳。然而，让人忧虑的是，无论他的理论多么荒谬，对于衰老和死亡的恐惧都还是会击败理性的思考。

哈丁先生 74 岁了，他已经在我们的 ICU 里待了大约 24 个小时。他一辈子都住在新南威尔士州的一个小镇上。一个正赶去上班的学校老师在旷野中发现了他。这位老师给他做了心肺复苏，又叫来救护车把他送到了当地医院。医生找到他的静脉，给他注射了药物以帮助他维持血液循环。与此同时，医生继续对他施行心肺复苏。当地医院又呼叫了直升机，把他转到了我们医院。当他到达我们医院时，已经接受了长达五个小时的心肺复苏，但仍然没有自主心跳。因为他的体温很低，所以医生们认为，有可能他还没有出现五个小时的心肺复苏术通常会导致的那类身体损伤。

医生们决定给他接上体外膜式氧合器来接管他的心肺功能。这位哈丁先生现在在八床，连着呼吸机。为了改善他的心血管系统，医生们还给他进行了最大剂量的药物治疗。他的体温已经恢复正常，但是在外人看来他完全像是一具尸体。他其实就是一具尸体。他的大脑没有显示出任何有生命机能的迹象，如果没有药物、体外膜式氧合器和呼吸机支持的话，他的心肺就不能工作了。他在法律上已经死亡了。我们准备停止治疗。

也许因为他们是淳朴的乡下人，他的家人向我们表示了感谢。但是他们不能理解的是，为什么在他已经死亡后，我们还要这样折腾他。

在前面的内容中，我使用低温储藏公司作为一个例子，试图来说明现代医学为挽救病人生命在违反常理方面走得有多远。鉴于此，反思一下我们在哈丁先生身上的大动干戈很有意思。那位洛杉矶的病人在以人工手段恢复生命并进行冷冻之前，本来已经被宣布死亡了。哈丁先生也已经死了，并且身体也已经冷却了，可随后又被徒劳地升温回暖。他的"生命"不过是人工维持的结果，最终他再次被宣布死亡。

伊丽莎白·库伯勒·罗斯（Elisabeth Kübler-Ross）博士在她精彩的《论死亡与临终》（*On Death and Dying*）一书中发问道："要想寿终正寝怎么就这么难呢？"她讨论的是临终的艺术或者说是优雅辞世的艺术。她的观点是，医院并不是适合人们告别人世的场所，因为那里本质是为治疗而设计的，因此在那里出现病人死亡，就意味着医院的失败。她强调"接受"死亡并且鼓励读者主动选择辞世的方式。

在 19 世纪，人们对医学的信心远远不如现在。实际上，有爱丁堡难治愈者安慰协会这样的机构存在，它们为那些绝症患者建立起了爱丁堡皇家医院。那时在世界各国都有许多类似的机构。很难相信现在我们认识不到医学的不足之处，但更常见的情况是，我们有意隐瞒了一些关键的信息，那就是有些人的疾病的确是难以医治的。与罗斯一样，我也不认为现在的急诊医院是管理临终病人最合适的场所。很显然，当说到临终这件事情时，我们需要意见领袖们把那些更恰当的说法传播出去。"难以治愈"也许不是一个让人很容易就能接受的术语。

对于想要真正地死好有多难这个问题，马西森女士的概括也许最为恰当。我在出版了自己的第一本书《生命特征：重病特别护理中的故事》(*Vital Signs：Stories from Intensive Care*) 后，曾经接受过一次电视访谈，马西森女士在访谈进行中打进了一个电话，讲述了她刚刚离世的丈夫的故事。他们夫妻俩曾经做过一个约定，那就是当他们自己的生命走到尽头时，要避免大动干戈。他们没有把这个约定书面写下来，但是口头告诉了孩子们。

有一天，当他们正开着车在他们那个乡下小镇转悠时，马西森先生突然靠着正在开车的妻子倒了下去。马西森女士赶快停车，却发现丈夫已经确定无疑地离世了。她把丈夫从自己的身上推开，让他靠到车窗边。像这个岁数的很多老人一样，她也没有手机。但是顺着路往前走 100 米远的地方，有一部公共电话。她开车向那里驶去，然后把车停在路边，想下一步应该怎么办。如果她呼叫一辆救护车，他们就会把他从车里搬出来，再进行心肺复苏，甚至有可能让他死而复"生"，然后把他拉到医院，再给他接上一些生命支持设备。不能这样干，她拿定了主意；这是不可行的。她继续开车前行，路上经过了当地医院。同样的抢救情景又出现在了她的脑海里——年轻而干劲十足的医生围着她丈夫的身体忙前忙后，为他接上生命支持设备。然后是在疗养院里的情景——自己的丈夫面无表情，不住地流着口水，需要像婴儿一样被喂养。

随后，她听到了道路前方铁路道口的铃声响了起来。她加速向道口方向驶去，她知道在列车驶来之前，她至少还有一分钟时间。她把车开到铁轨另一边至少还会剩余20秒钟。但她把车转了个弯并停在了那里，等着火车驶过。

现在她开始按照一种完全不同的思路行事。在看过一次关于心肺复苏的电视节目以后，她一直记得，此处的关键是要尽可能早地采取心肺复苏措施，在仅仅三分钟之后，大脑就会开始死亡。从她丈夫倒在她的肩上到现在，至少已经有三分钟时间了，但她想确保无误。等着火车过去又会耽误上几分钟，这样她就不至于因为对丈夫的死负有责任而招来指责了。她驾车穿过铁路，慢慢地向家庭医生那里驶去。这位医生是一位深明事理的人，她觉得他应该不会采用那些愣头愣脑的做法。在慢条斯理地停好车后，她走进了医生的接待室。她向医生强调说，自己的丈夫看起来病得很重，询问医生能不能移步到车边去看一下，因为她觉得他自己很难走到诊所里。医生和她一起来到车边，连车门都不用打开，医生就能看出马西森先生已经死了。医生从驾驶员的位置靠近马西森先生的身体看了看，就下了马西森先生已经死亡的断言。

镇里的惯例是遗体要被送到医院的太平间存放，直到葬礼的事宜都安排妥帖。救护车来了，两个护工努力想让马西森夫人感觉轻松一点，于是便问她以前可曾坐过这种灯光闪烁、笛声呜咽的救护车。"没有，"她回答，"我还从来没遇上过这种事情。"就这样，她坐在救护车后面进了医院的门，灯光急促地闪着，警报器如泣如诉地响着，她坐在丈夫直挺挺的遗体边上轻轻啜泣。此时她的内心多种感受混合在一起，有解脱，有悲伤，也有在这种情景下难以避免的痛苦。

11
丧失最后的选择权

正有越来越多的老年人在 ICU 度过他们人生的最后几天，其生命被复杂的医疗设备维持着，费用至少每天 4000 澳元；我们怎么会陷入这样一种局面？其实，绝大多数病人宁愿在自己的家中离世；很多医生也都不愿意自己临终时还在 ICU 里接受治疗；这类费用支出是造成卫生保健费用捉襟见肘的最大因素。人的衰老和自然死亡怎么变成了如此"医疗化"的一件事情？

这个现象不是人们规划出来的，也不符合我们的社会利益。但事情就这样发生了，而我们都以不同方式成了这种局面形成的推动者和合作者。

首先，我们对现代医学的态度和迷信为衰老和自然死亡过程的过度医疗化提供了肥沃的土壤。每天都有关于现代医学奇迹的报道，有的报道甚至来源于那些最可靠的媒体。我们的社会愿意相信医疗的威力，医学界也没有做过什么工作来让公众客观地看待那些最新的医学奇迹。包括医生们在内的绝大多数人对于药物在治疗相关身体疾病方面的积极作用都估计过高，同时又低估了其可能对身体造成的损害。

为了延缓人的衰老过程，大量的资金被投入相关的研究中，这样发达国家富人的寿命就会延长。有一些企业家甚至在为长生不老想办法。发达国家为抵抗衰老投入的资金很可能比那些欠发达国家在基本医疗服务方面的投入还多。

衰老和死亡变成了人们很忌讳的一件事，他们不会在公开场合讨论。即使有这方面的讨论，也是基于如何"对抗"衰老和死亡的，而不是如何接受并与其达成和解。衰老和死亡不再被看作一个不可避免的正常过程而为人所接受。抗衰老护肤品、药物、饮食和外科手术纷纷登场，人们用尽各种手段，哭喊踢闹，最终依然被不情不愿地拖上了衰老之路。人们总是爱把自己与他人相比，渴望别人恭维自己长相年轻，而被各种江湖游医赚走大把金钱。

在这种背景之下，面对被各种夺人眼球的医疗设备"环抱"着的病人，医生很难开诚布公地把预后情况告诉他们。我每天都要在ICU中经受这种煎熬。各种有关医学奇迹的消息，都会给垂死的病人带来或许有救的希望，这让我很难向病人解释其实他们真的已经无可救药了。这也导致公众对这样的事实更加难以接受。

医学界并非无辜的旁观者。这种用于医疗教学和实践的方法是在很多人开始能够活到高龄之前设计的。这种设计的基础假设是，相对年轻的病人只有单一的医学问题。那时农村里的老年人数量很少。而在过去几十年中，发达国家人们的寿命不断延长。现在我们很多人能够活到几十年前的人们做梦也想不到的高龄。国家围绕老龄人口还建立起了庞大的产业。为了给老人的生活提供方便，为了让他们能够四处走走而不至于跌倒，市场上还出现了琳琅满目的医疗辅助产品。针对老年人的护理设施在发达国家是发展最快的产业之一。

在医疗专业化分工形成的那个年代，病人通常年纪较小，而且只是单一器官出现问题，得到的是特定的诊断结论。围绕这种简单化的概念培养出的专科医生只专精于某一类问题。然而，现在绝大多数入院治疗的病人都已步入老年，都可能患有多种老年性疾病，问题不只局限于一个器官。

专科医生受到的训练是以渐进的方式调整他们专攻的这部分人体器官。就这些临近生命终点的老年人而言，这些器官与总体临床症状之间如何相互影响，这些专科医生们并没有多少深刻的理解。对于病人可能所剩无多的寿命，以及病人愿意怎样度过自己剩下的生命时光，很多医生都不会退后一步，以更开阔的视野来看问题，并以坦诚的态度来对待病人和他们的照护者。

病人的临床症状依然是根据与器官有关的定义来分类的。这样的话，各个器官的问题都可以由负责不同器官的医学专家分而治之。这就变成了一个运气问题，就看老年病人在刚被送入急诊医院时恰好被负责治疗哪一个器官的专科医生收治了。当你被随机性地安排给某个专科医生后，其他科室的医生也会来参与会诊，以便解决与器官老化相关的所有问题。围绕某个病人的治疗，会形成一个单独的专家委员会。然而，就像其他很多委员会一样，它不会形成总体性的治疗计划、战略方向或者行动方案。

负责治疗不同器官的医生们也承担着一些微妙的压力，就是虽然病人已经到了生命的最后阶段，但也不能低估由自己负责的部分治疗行为对病人身体状况产生的不利影响。他们不想在这个委员会中成为不合群的孤鸟，不愿说"我们做的这些没有用，只可能给病人带来虚假的希望"这样的话。

　　结果是，病人吃下的药物数量越来越多。服药数量能反映出你正处于人生的哪个阶段，经常也能反映出你离生命的终点有多远。有一些开明的医生在病人临近生命终点时，干脆会停止这一切。这样的行动从科学性上来说是合理的，因为此时在这些走向生命尽头的病人身上，药效已经完全发挥不出来了；药物实验经常是专门针对那些很少有其他健康问题的年轻病人的。如果某个人是一个怀疑论者，他可能就会提出，在老年病人身上进行试验是不符合医药行业利益的，因为他们的身体面临的问题错综复杂。比如，他们服用的各种药物之间如何相互作用情况不明；他们的新陈代谢状况处于变化中；老年人的用药方式也有特殊之处，这可能只会让人对这些药物在老年人健康方面的确切作用产生怀疑。

　　临近生命终点的老年病人会有许多与年龄相关的副发病变，这构成了一种新范式，医生们并没有接受过有针对性的培训。他们知道病人即将寿终正寝，但还是会按照常规范式来进行诊断、护理，有时候还会按照这种思路进行治疗。这种做法深深植根于他们的态度、信念和行医之道中。他们所接受的医学训练没太强调过把衰老和死亡当作一个自然的、不可避免的生命过程来接受，并对病人和他们的照护者坦诚相告。感受到希望和信心对病人和医生都很重要，现实往往只能屈从于这样的需求。

　　希望往往会与不确定性产生冲突，而不确定性是医学固有的属性。确定性是很鲜见的。有不确定性，就会有希望。疾病过程可能呈现为很多不同的形式。治疗的效果往往是难以预测的，取决于许多因素，包括疾病状况是何时诊断出来的，治疗是何时开始的，病人的基础疾病状况如何，等等。只有针对单一病种进行治疗，疗效才是可以被证实的。

　　对于患有多种老年性疾病的年老体弱的病人来说，不确定性也是一个固有的问题。我们很难准确地判断出他们能存活多长时间，或者什么时候他们就会失去自理能力，也不知道他们的身体退化的速度会多么迅速。老年人身体的退化更多地与个体由衰老引发的临床问题相关，如因尿路感染入院治疗。尿路感染容易治疗，但是那些潜在的所谓副发病变是自然老化的结果，是很难医治的。因此，医生很容易仅仅专注于对尿路感染进行治疗，而忽略病人总体的身体状况，也不管病人距离死亡有多近，以及病人自己的愿望是什么；这样做当然比较简单，而且有其合理性。类似于肺炎这样的急性感染，会让老年人有尊严地离世，他们感受不到什么疼痛，也不必承受太多的折磨。如今，在ICU里经常可以看到得了急性感染的老年人被接上呼吸机和透析机来维持生命，医生会对他们进行积极抢救，以便能够针对肺部感染展开治疗。

个人和社会都会以不同的方式遭遇不确定性。不确定性会被合法而又符合伦理地用来证明，在ICU里持续为病人提供生命支持是合理的。病人的亲属经常会这么问我："你能肯定我妈妈就没希望了吗？"这时，我就会把病人死亡的可能性，或者虽然病人能侥幸存活下来，但其身体退化将导致生活质量下降的可能性坦诚相告。我经常会听到这样的表述："可是如果我们让她在这里接受生命支持，那就有可能出现奇迹啊。我们都听说过这样的奇迹。"以及"医生也未必总是正确的"，还有"妈妈一直都是一位与病魔做斗争的勇士——她很有可能转危为安。她以前就成功过"。在这种情况下，医生会继续救治，其中的道理大家都懂。

人们有时候会祈求上帝能够保佑他们的亲人。这也会让治疗团队感到为难。在这种情况下，我的解释可能会是这样的，我会说这些生命支持设备是人工制品而不是什么神器。并不是上帝的力量在支撑着病人。一旦把这些设备撤去，病人的生命就会落入上帝之手。如果上帝愿意挽救的话，病人当然能活过来。上帝的奇迹不需要生命支持设备来帮忙。

有许多途径能让医生们既坦诚地面对不确定性，又不至于忽略确定性。我们知道有一些特定的指标能够显示出病人可能将走向其生命的终点，包括体重减轻，完全卧床不起，以及吃饭、洗漱和如厕越来越需要别人的帮助。当这些情况综合起来，病人就进入了我们之前所说的"虚弱"状态。"虚弱"这个术语在医学方面已经开始得到人们的认可，最终有可能会被视为病人临床综合症状的状态，代表病人身上出现的一组信号和症状。这转而可能激发医学界对此给予更多的重视，开展更多的研究，从而减少不确定性，提升确定性。

虽然医生们不能准确地预测病人会在哪一天离世，但我会尝试向人们解释，即使病人能够活下来并离开 ICU，身体状况还是会进一步不可逆转地恶化。然后，我还会试着在讨论中加入对病人的询问，了解一下病人自己的希望，看他们是不是愿意待在 ICU 中，连着这些生命支持设备走向生命的终点。此时，生前遗嘱能够发挥作用。

也有一些伦理方面的因素会妨碍坦诚地讨论死亡和临终问题。重病特别护理专业的出现意味着在药物和医疗设备的支持下，我们能够推迟必然到来的死亡。支持医生行医的四个伦理原则是：仁心（行善）、不伤害、自主权（尊重病人的心愿）以及广义的正义感或者是整个社会对治疗的看法。

这些原则都值得赞赏，也难以辩驳。然而，伦理学家提出的这些原则就像十诫一样，在实际应用方面没有给出太多的见解。与十诫一样，这些原则的出处很高邈，显然无法反映那些临床医师和他们所属的这一社会群体的意见。一个反映了伦理困境并且我经常会遇到的情况是，给正在 ICU 中接受生命支持但恢复无望的病人撤除生命支持设备或拒绝为其治疗。

自主权是对病人和他们的照护者期望的认可。这也许是病人对自己的健康问题做出选择的权利。然而 ICU 里经常发生的情况是，病人难以做出选择，因此医生需要咨询其代理人。出于多种原因，这些代理人可能会要求继续在 ICU 为病人无限期地进行全面治疗，即使病人已经 90 岁高龄，神志不清，只能待在疗养院里或者其生活完全要由别人来服侍。即使当病人的心脏已经停止自主跳动，这位代理人可能还是会要求无限期实施包括心肺复苏在内的治疗措施。在这种情况下，病人家属的愿望可能会和更宽泛的社会正义问题发生冲突。如果一个病人一旦撤掉生命支持设备就几乎没有希望活下去了（这里又出现了不确定性——"几乎"），那我们以每天 4000 澳元的开销来维持他的生命合理吗？花高昂的代价让一个人活下去这件事，也许可以用其他选择来取代，可以把这部分医疗卫生资源用于向待在家中疗养的病人提供社区支持，可以给目前获得支持很少而且很难享受到社区临时看护的病人的照护者提供协助，或者在提升公共卫生设施方面投入更多的资源。

各种行善的方式可能会很不同，也可能互相冲突。有些人认为，不惜一切代价来维持人的生命就是善。也有些人认为，无谓地延长病人的痛苦，给病人的亲属以病人还能存活下去的虚假希望，并不符合病人自身的利益。以色列前总理阿里埃勒·沙龙（Ariel Sharon）由于中风而进入永远难以恢复的植物人状态，或者说昏迷不醒。然而，他仍然靠着全面的生命支持设备在 ICU 里活了八年之久。这是在对他"行善"吗？

与此类似，不伤害原则也可以被解读为，在病人没有希望恢复时，终止无效治疗来减轻病人遭受的伤害；同时，还要对心情痛苦的病人亲属进行疏导，他们可能会认为不管怎样让亲人活下去才是自己的责任。

伦理原则的本意是为医疗实践提供指引。但是，在不提供和撤销治疗方面，它们并没有给出什么实际的指引。因为没有更进一步解释如何才能在实践中达到平衡，这些原则解读起来太过灵活，所以几乎没有什么实际意义。它们无法给临床医生提供什么实际帮助，倒是几乎可以用来为所有行动进行辩护。

同样地，当因 ICU 内的治疗无效而做出撤销和放弃治疗的决策时，法律也很难给出明确的指导。而且，每一个社会的法律都受到不同的宗教、文化和历史的影响。试图围绕那些难以把握的伦理观念来制定明确的法律条文，以定义什么才是"正确"的，是很难的事情。如何才能严格地制定法律，以反映出在保护病人和他们的照护者、为病人治疗的医生以及社会方面，哪些是正确的，哪些是错误的？当法律试图给出一些概括性的、宽泛的指导意见时，可能会面临与运用四项伦理原则类似的窘境，后者正是由于太过笼统而丧失了价值。

如果撤销年老虚弱的病人的生命支持设备，放弃治疗，在某些国家可能会被视为剥夺病人的生命，是法律所禁止的。有一些国家可能会更强调病人的权利和选择，也有一些国家会把医生拒绝提供无效治疗的权利也包括在内。甚至还有一些国家根本就支付不起 ICU 的治疗费用，需要把有限的资源用到满足人们更基本的需求上。

很多国家现在都认识到在这些情况之下，具体的规定性法律并不适用，因而试图采用一种灵活宽松的方法。对于病人濒死状况的诊断基本是医疗性问题。最有实际意义的后续步骤涉及发生在医生和病人之间，或者当病人在 ICU 接受生命支持时，发生在医生和病人的亲属以及照护者之间的敏感性讨论。在很多国家，法律目前更倾向于围绕这个方法确定一些宽泛的原则。

面对无效治疗，医生继续对病人采取积极治疗措施的理由是，他们担心不这样做会惹来官司。然而，医生继续进行无效治疗可能会使病人及其照护者产生虚假的希望，这样反而可能惹来官司。实际上，诉讼手段可以用来防止没有充分说明某种治疗手段可能导致的短期、中期和长期结果时，就贸然采用。

比这些所谓的伦理原则和法律更重要的是，把对生命末期病人的治疗看作 ICU 的核心业务，这偏离了成立 ICU 的初衷。我们有必要避免那种过于医疗化的术语和一些闪烁其词的语言，而是用直白的语言把这件事情说清楚。在对 ICU 进行评判时，我们需要观察的不只是它对那些能存活下来的人是怎样做的，同样也要看它对那些即将去世的病人是怎么做的。

这简直成了房间里的大象，问题明明存在却被人刻意地回避着。在医生按照自己所提供的服务获取报酬而不是领取固定工资的医疗体系之下，医生拥有提供服务的积极性。为病人所做的检查和采取的医疗干预措施越多，他们的收入就越高。处于生命末期的老年病人是那些复杂而昂贵的医疗干预手段最有掘金潜力的富矿。医疗升级措施可能包括：为病人插入静脉输液管、给病人使用昂贵的药物、采用人工辅助呼吸、进行血液透析等，而每一项都会附带着大量的服务费用。针对病人的治疗存在不确定性，再加上医生在询问病人亲属是否升级病人的医疗措施时会调动他们的情绪，病人的亲属们一般都会同意医生的意见，以免被人认为应该为病人的生命结束负责。许多美国人徒劳地想要挽留亲人的生命，但却因此倾家荡产。

如果医生是通过做某些事情来谋生的，那么显然他会很乐意做这样的事情。当然，只有反其道而行才会令人安心，可是临床医生们面对的游戏规则在很大程度上促使他们背理而行。这既不符合病人的利益，也不符合需要为治疗买单的病人亲属的利益。由于需要从有限的医疗资源中拿出很大一部分来做这种无用功，因此这也不符合社会的利益。

病人生命的最后六个月所花费的医疗服务费用简直就是个天文数字。我们想出姑息治疗（临终关怀）的办法，目的就是让人们能够有尊严而无痛苦地离开世界。当得知"姑息"这个词也被用于主动的、昂贵的医学干预手段，如"姑息性"手术，或者"姑息性"化疗时，大多数人都会感到很吃惊。有些所谓的"姑息性"手术可能会减少病人的痛楚。然而更多的这类"姑息性"医学干预措施不过是试图让病人多活上几周或者几个月，而无视这可能给病人带来什么样的折磨。例如，有一种名叫 Sipuleucel-T 的特效药，可用于治疗癌症病人的癌细胞转移扩散。它最多能让病人多活上三到五个月，而化疗通常有的那些副作用它都有。使用这种药每个疗程的花费大约是93 000澳元。另一方面，据估计，以社区为基础向在家中养护的病人提供的姑息治疗服务，在病人临终前三个月的成本只有6 000澳元。

每位医生接受的医学培训的内在要求就是他们要阻止病人死亡。在生命末期，医生说服病人同意接受积极的医学干预的根本理由就是，这能够延缓不可避免的死亡进程，但他们很少向病人解释这可能给病人带来额外的痛苦。在病人即将面临死亡时，延缓死亡时刻的到来对他们来说是一个有吸引力的选择，但医生通常不会客观地对这种选择进行解释。当被问到针对那些临终病人如何进行进一步的积极治疗时，大部分医生并不倾向采取过于冒进的治疗措施。但是当面对自己负责的病人时，同样是这些医生，却会推荐采取冒进的治疗。一句常见的玩笑话就是："为什么要钉死棺材盖呢？防止肿瘤科医生再给死者做化疗啊。"

一项具有标志性意义的研究结果更具讽刺意味，它显示相比那些只选择激进治疗的生命末期病人，那些选择姑息治疗和积极治疗并举的病人存活的时间更长，生活质量更高。

那么，导致许多老年病人选择在急诊医院的ICU里，在医疗设备的支持下度过自己生命的最后几天或者几周时间的实际动机是什么呢？

走到生命终点的人就像被放在了传送带上。身体各种慢性衰竭状况组合起来，使人最终陷入了这样的境地。许多身体上的小毛病汇集起来能让病人的病情变得非常严重，比如患上居于多种老年性疾病之首的尿路感染，会让病人慢慢走向生命的终点。

在过去，人的衰老过程沿着一个为期几十年的自然可预计的进程发展。当一位老年人发生感染后，会被照顾得舒舒服服的，地点通常是在老人自己的家中。这些老人在几小时或者几天之内，就会在家人的环绕、认同和悲伤中，有尊严地漂流到自己生命的终点。

现在，当这一刻迫近时，救护车就会被召来。病人会被送到最近的医院的急诊科。急诊科最关注的是让病人马上复苏，而不是就病人的病情进行通盘考虑并将其送进最合适的科室进行进一步诊治。在许多情况下，让病人人院治疗很容易。根据其病情的严重程度，他们可能接下来就是在医院的 ICU 中度过生命临终的几天或者几个小时。为了深刻理解目前这种方式的失败，我们需要清醒地认识到，在医院接到的所有急救电话中，有三分之一是来自处于生命末期的病人。换句话说，医院通常并没有把这些处于生命末期的病人和其他病人区别开。

这个体系是围绕传送带建立起来的。一个病人不到临死前几个小时或者几天是不会被认为处于濒死状态的。就目前的情况来看，某人或者某个专家把病人直接从这个传送带上拉下来，并就病人的状况向其本人和亲属做出坦诚的评估还是很难的。你究竟想如何度过自己生命的最后几周或者几个月？病人做出这个选择的机会被剥夺了。操纵这个传送带运转的幕后机制接管了你的决策权。

12
无效治疗

如果把病人死亡视为治疗失败，那医学就注定是一门失败的艺术。

朱利安·谢泽（Julian Sheather）

尽管医学技术已经相当发达，但现代医学还是面临着一些很难解决的困境，其中之一就是如何准确判断病情发展到哪个阶段常规医学手段就会失效。通常，大部分医学治疗都没什么确定性。当决定是否要放弃对病人进行治疗时，由于不确定性尚存，即使希望渺茫，医生也会继续采用生命支持措施延长病人的生命。什么时候"渺茫的希望"才能变成"没有希望"？当能确定"没有希望"时，采取进一步的医疗措施就是无效的。

在医学上宣布一个病人"没有希望"是非常困难的。那些大脑死亡的病人算是例外。尽管如此，还是有人坚持必须要等到心脏停止跳动、呼吸停止之后才能宣布死亡。这个观点忽略了一个事实，就是当大脑死亡时，呼吸就会停止，如果不是因为人工设备辅助呼吸，"生命"早就不存在了。但我们先把这个问题放在一边，因为绝大多数国家都已经把脑死亡这个概念等同于真正死亡了。

然而，还是有许多完全没有起死回生可能的年老虚弱的病人在 ICU 里接受生命支持。有时候人们所怀的"渺茫的希望"会被"没有希望"所取代，但这常常发生在病人已经在 ICU 里经历了数天、数周或者数月的积极救护之后。同时，虽然穷尽所有医疗技术手段，病人的状况还是会持续恶化，最终撒手人寰。

我们的研究小组最近发布的数据表明，病人在生命的最后 12 个月中所接受的医疗干预措施的目的虽然是改善病人的健康状况，但其中有高达三分之一的干预措施是"没有助益"或者"无效的"。此类医疗干预措施挤掉了那些旨在减少病人病痛和令人不适的症状的医疗干预措施。有些人倾向于用"没有助益"或"不恰当的治疗"而非"无效治疗"这样的词，但它们的意思都是进一步的积极治疗或者常规治疗不再有效果了。有时候如果这一点确定无疑，事情还比较好办，但问题是经常存在不确定性。因此，在 ICU 中对病人进行生命末期治疗时，所谓"没有助益的治疗"就可以被定义为：当病人一离开 ICU 就绝对难以存活时对其进行的治疗。虽然这一定义解决了一些问题，但当要做出不再进行积极治疗的决定时，围绕"绝对"这个词还是存在不确定性。

换种方式去看待"无效治疗"或者"没有助益的治疗"这样的词语，可以用一些描述性的语言来替换它们，比如"治疗代价远远超过可能的任何收益"。这为更深入的讨论提供了一些基础，但其中仍然有一个带有相对色彩的词——"远远（far）"，它可能会引发争论。

我们可以看到，围绕这些词语还是存在着混乱和不确定性。我想改用另外一句话来描述，那就是"当治疗带来的负担与病人的预期相去甚远时"。这里面存在思考和讨论的空间。此外，它是以病人为中心的，而不是基于理论、哲学和伦理思想构思出来的。

阿图·葛文德（Atul Gawande）是美国著名的外科医生和作家，他用"病入膏肓"这个词来描述那些无法避免死亡命运的病人。对那些病人来说，以科学为基础的治疗已经没有任何作用了，死神的降临仅仅是一个时间问题。"病入膏肓"这个词隐含着确定性。

葛文德十分肯定地指出，当要断定一个病人是否"病入膏肓"时，需要问病人四个问题：

（1）你对自己当下的病情和健康状况是如何理解的？
（2）你的担忧是什么？
（3）你愿不愿意权衡利弊，做出某种取舍？
（4）对你来说，美好的一天是什么样子的？

当我们认定一个人已经"病入膏肓"并失去治疗价值时，问这些问题有利于展开讨论。对于已经处于癌症这类疾病晚期的病人来说，这些问题当然很有针对性。这个领域已经得到了广泛的讨论和研究，人们已经形成了很多确定性的认识。现在更紧迫的问题是，通过对年老虚弱的病人进行渐进式治疗，使他们的轻微感染或者手术治疗最终不会成为问题。从根本上来说，他们的总体健康状况很差。

当我们聚焦于那些小问题时，我们忘了，在早些年，这样年老虚弱的病人也许早就平静地过世了。现在他们是靠这些医疗设备勉强维持着生命，已经难以回答葛文德医生的这几个敏感问题了。

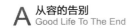
如何讨论无效治疗呢？有两个明显的解决之道。

第一，也是显然更可取的方法是，让病人按照葛文德前面推荐的思路，在还没有因为严重疾病失去表达心愿的能力之前，就先大概说出他们的想法。前面我们已经详细讨论过预立医疗自主计划这个概念了。

第二，让病人的亲属按照自己的判断，代为解释病人的愿望和目标。这样做不太令人满意，因为这会让病人的亲属处在一个高度紧张的状态，他们可能会感觉到，病人的性命就捏在他们手中。

五床的女病人欣兹是昨天晚上进入 ICU 的。她今年 75 岁，由于冠状动脉堵塞而出现了严重的心力衰竭症状。心力衰竭又引起了肺部积液，导致她气短和身体疼痛。在服用了一些利尿剂，通过静脉注射了一些吗啡，并进行了持续正压通气（CPAP，通过紧贴患者口鼻的面罩先把少量的压缩氧气送入患者体内帮助患者呼吸）之后，她的情况稳定了下来。目前她的情况还全部正常。心电图显示，她的病情还是处于心脏病发作早期，这也被她的血压情况所证实。如果堵塞的血管能够被疏通，心脏就能更好地工作。她被紧急转移到血管造影间，在这里，她的一条冠状动脉被完全堵塞的情况能够清晰地显示出来。通过放置支架解决了阻塞问题，因为支架能够把凝结在血管壁上的血块挤碎，血液又可以畅通无阻地流到心脏。如果不及时控制，她的心脏病或者"心肌梗死"就会全面发作，导致她已经受到连累的大部分心脏组织坏死。

心脏支架很好用。医生为欣兹女士连上了人工呼吸机，她现在还需要大量服用镇静剂，需要服用药物来保持血压，并防止支架凝血，她的循环系统则由主动脉内球囊反搏泵维持着。这台设备连着一根插入患者主动脉中的粗大导管，能促进心脏舒张。当心脏收缩没有向冠状动脉泵血时，球囊就会鼓起来；当心脏向导管周围的冠状动脉泵血时，球囊就会收缩。球囊的突然收缩能够帮助心脏更有效地向动脉泵血。

如果她的问题仅限于心脏，那么这也许是理想的治疗方案。然而，她已经 75 岁了，患有乳腺癌且癌细胞已经扩散到全身，目前正接受姑息治疗。

这种事情是如何发生的？在希望渺茫甚至根本没有希望获得乐观结果时，谁会建议病人和她的亲属做这种无谓的折腾呢？一位已经到了癌症晚期，去日无多的老年妇人如何才能不再接受这样的无效治疗？

在我成为医生之前很久，实际上那时我还没有上高中，我的隔壁邻居动了一次手术。我记得她好像是得了胃癌。她年纪很大了。我妈妈常常和她待在一起，有一次还一起去度假。有一天我放学回家后，发现妈妈正在掉眼泪，她说我们的邻居布莱克维尔女士死在医院里了。她明显是死于麻醉事故。当医生打开她的胃部以后，发现癌细胞已经扩散至全身了。要是放在现在，通过现代化的影像技术，医生提前就能把情况摸清楚，很明显根本没必要进一步治疗了。那时还没有进一步治疗的选择——没有化疗、放射治疗，或者重症特别护理，所以那时无效治疗能够被很确切地定义。可以说，对无效治疗的理解取决于此时医学能够提供的治疗方法以及病人的临床状况。

我还记得其他一些病人的事情。他们在接受探查手术时被发现癌细胞已经扩散至全身，并在深度麻醉中死在了手术台上。他们不用遭受手术后的疼痛，在人生的最后几天或者几周里不用再遭受病痛的折磨。我怀疑病人是因为病情太严重了，根本就承受不了麻醉的效果。医生之所以忍心让病人在麻醉中死去，是因为那时没有进一步的治疗选项，否则病人就会被抢救过来，再忍受一段时间手术后更为剧烈的痛苦。进一步治疗是无效的，因此应该让病人离世。即使我们把 20 世纪 50 年代和 60 年代的麻醉和手术记录表都检查一遍，也无从知道究竟是不是这种情况。

斯蒂芬·斯特里特（Stephen Streat）是一名重病特别护理专家，是我在新西兰奥克兰工作时的同事。我十分钦佩他敏锐的头脑和对于医务工作的热情。当讨论无效治疗之类的概念时，他会强调如何措辞的重要性。无效治疗意味着治疗没有什么价值，还可以被理解为表现了医生对病人的看法。他提醒我们，措辞总是具有主观性。不管怎样表达，医生对人都要更为坦诚，要以更透明的方式来向病人解释其中的利弊。好心的医生们经常会给病人带来毫无必要的痛苦，不要低估这一点。正像病人会接受不惜一切代价保住性命的尝试一样，他们也会欣然接受这种恰恰相反的解释。

13

身体像工具，能修理就修理

台心外科手术需要复杂的团队合作。大部分心外科手术的目标是把那些堵塞的、为心脏供血的动脉重新打通。这类血管堵塞一般是经过很多年才形成的，是基因缺陷、衰老和生活方式共同影响的结果。疏通动脉还有其他方式，如服用溶栓类药物，它能够溶解血管栓塞；或者进行无创手术，比如在动脉中植入支架，把血液中的凝块在血管壁上挤碎。另一个可行的选项是通过使用药物阻止血液凝块进一步形成，以此来减缓心脏疾病的进程。

心脏外科医师可以妙手回春。许多接受过手术的病人会感到自己获得了新生，因为当给心脏供血的主动脉被重新疏通后，给心脏肌肉供应的鲜血中氧气充足，让心脏犹如久旱逢甘霖。

然而，心脏功能改善并不一定使患者的生命质量得到改善。虽然有些患者觉得生命焕然一新了，但也有一些人感觉情况并未好转，甚至还有一些人感觉还不如以前了。在那些成功挺过手术和住院过程的患者中，有一些人的心脏原先已经受到过严重侵害，这类情况在手术后也不会有多大好转。还有一些病人会受到并发症的困扰，或在经历大手术并在特护病房接受长时间的生命支持后，身体变得更虚弱。

心脏外科手术的标准恢复流程大约需要八周时间。这是指在某个时间为某个患者施行某个手术的各种条件恰到好处、诸事顺遂时，患者恢复所需要的时间。医生会告诉患者，可能有那么一段时间，他会失去知觉。在咳嗽或者笑出声时，他可能会感到胸部疼痛。医生会吩咐他如何护理伤口。医生还会向患者建议术后如何锻炼身体，如何改变一些生活习惯，如何减少盐分的摄入。在性生活方面的指导原则是："相互之间要体贴、要坦诚，要彼此相爱。"这听起来没那么吸引人，但至少患者还活着。

我能想象出这样一则用于推销外科手术的广告。和善的外科医生穿着一身白大褂，温和地微笑着，正向一位从容貌看不超过 60 岁的老人解释着某项手术，他的妻子正站在一旁仔细听着，神色略显紧张。接下来的长镜头是这位老人正在特护室中，他的妻子坐在床边。镜头再次转到病房里，你能看到他正小心翼翼地抬脚迈步。最后一个镜头是，当他和笑容满面的妻子离开时，医护人员正在向他们挥手送别，老夫妻俩驾车驶向远方。

心脏外科手术已经发生了很大的变化而且仍在不断变化。心外科的医学专家们正在尽量用药物、支架和球囊这些手段来为病人治疗。现在，心外科的培训项目没有那么多申请者。虽然心外科手术仍然占有一席之地，但是经常局限在对老年病人开展的复杂手术上。在很多情况下，对这些老人来说，手术其实根本不应该作为首要选项。

我这一周过得很不安生。也许我只是累着了，但是我那些 ICU 的同事们和我一样忧虑。

18 床的病人德维特先生已经接受重症监护四周多了。他的身体异常虚弱，在经受过一次长时间的复杂的心外科手术后，他现在仅仅能移动而已。德维特先生有四条冠状动脉进行了搭桥手术，还有一个心脏瓣膜进行了置换。此前他的膀胱已经被切除了（因为出现了癌变），换上了他的一节小肠来发挥膀胱的功能。不幸的是，癌细胞已经扩散了——已经转移到他的肺部了。因为他的心脏状况很糟糕，他难以接受必要的化疗来控制癌细胞的转移，更别提治愈了。因此，他必须先做一次规模很大的外科手术，这样他的身体才能够接受姑息性化疗。

德维特先生的手术很不成功。他失血很多，心脏出现了骤停。他需要做体外膜肺氧合（ECMO）——特护病房所拥有的最复杂的技术手段，能够让他在手术后继续存活。体外膜肺氧合接管了他的心肺功能，他还需要主动脉内球囊反搏泵（IABP），这是另外一种复杂的医学设备，能够帮助失能的心脏维持运转。

三个星期后，他苏醒了，随即接受了气管造口术。医生给他用上了呼吸机，他还需要持续进行透析，因为自手术以后，他的肾脏就再也没有恢复功能。

挨着他的那位女士名叫诺里斯，病情和他比起来也是半斤八两。其实，她现在就是德维特先生三周之前的模样。她身上出现了所有经常与心脏病伴生的副发病变——糖尿病、高血压、肥胖和高胆固醇。除此之外，以前她还曾做过心脏方面的大手术：四条冠状动脉搭桥。手术后，她的心脏无法再自主搏动，并且一周以后还是不能。结果就是，她需要做体外膜肺氧合，需要进行主动脉内球囊反搏，还需要注射大量的药物来维持血压，并且需要持续不断的血液透析，因为她原来就不太好的肾脏也受到了侵害。

达文波特女士看起来情况更乐观一些。手术后，她的心肺功能都还正常。不幸的是，她没有醒过来，CT 扫描发现她颅脑内大出血，这个状况导致她永远难以康复。医院正在与她的家人进行讨论。

让我们想一下这三位病人是由于哪些情况才落得如此结局，以便遇到类似的情况时能够有所借鉴。当医生拿出诊断结论，认为你也患有心脏疾病需要进行外科手术时，他们就会和你的家人进行商议。他们会专注于当前的问题，如被堵塞的动脉或者不能正常工作的心脏瓣膜——理论上，这些是他们能够轻松解决的问题。他们也许会忠告你，除非这一问题得到解决，否则你的病情可能会恶化，甚至你会死亡。情况可能的确如此，想必也正因为如此，你才会同意进行手术。这些心外科医生也实在难以提出别的建议——也许只有把选项放在病人一生的大背景下来考察，才会有其他选择。因为当面对如此多的问题时，我们能够得到的总是很多短期建议，所以我们就会顺水推舟地接受它们。这就是采用增量医学（incremental medicine）方法，对身体的某些部分进行微调，或者不管病人的最终结局如何，头疼医头，脚疼医脚。心外科医生和其他专业的医学专家们一样，总是愿意对人体中自己负责的这一块进行尝试。这就像当你的汽车发动机即将报废时，一个钣金工却建议你对车身进行大修。

个人的选择权或者说自主权当然很重要。但是病人运用这一权利的能力会受制于自己面对的这些选项是如何给出的——医生们在提供一项选择时，其实根本就不会向病人说清楚他们的总体健康状况以及所建议的干预措施的来龙去脉。医生向病人提供的某个选项，如果没有以全部事实来佐证，其实就算不上一个真正的选项，只不过是一个预先就已做出的结论罢了。很少有医生能够跳出对单一器官的关注或者自身的专业视角，把病人的身体当作一个整体来看；也很少有医生讨论生活质量的问题，以及即使是小手术也会受到某种选择的影响这一问题；同样地很少有医生能够考虑到不同医疗条件之间的相互作用，并最终真正让病人选择他们愿意在何种健康状况之下，以什么样的状态安度余生。

在一个下雨的寒冷的周六早晨（我很喜欢这种天气，因为这时自己没有必须去做一些户外活动的心理压力），我冒雨驾车去看我的病人。我这样做不是因为要假装自己多么高尚，或者多么有人道主义精神；我只是对能拥有一份自己喜爱的工作，感到十分荣幸。

一个人很难将同类所遭受的痛苦置身事外，尤其是当你觉得你有能力帮助他缓解这种痛苦时。四床的女患者就非常痛苦。她是由吉卜赛祖母在爱尔兰带大的，有些特立独行。年届六旬的她现在重度肥胖，六个月前刚因为冠状动脉堵塞而做过心外科手术。现在动脉是疏通了，但是心脏的功能并没有得到任何改善。她的恢复期有五个月了，但却没有取得任何进展，根本没有希望回家独立生活。目前她就在我负责的 ICU 里。她需要注射大量药物才能维持血压稳定。手术后她的心脏功能变得更差，难以通过勉力运转来维持生命。结果就是，她的肾脏也"停工"了。肾脏科的专家不想为她进行透析，因为她的心脏功能达不到透析的标准。

我和负责为她治疗的心脏病专家交换了意见，他说她最近大部分心脏功能检测的结果还不错，因此问题的根源不在心脏。我没有太多向他强调病人

119

可能死亡这件事，而是告诉他我曾经尝试停掉她用来支持心脏工作的药物，但这样一来她的血压就会下降。依照我的观察，她的心脏再也支持不了她的身体运转了。这位心脏病科医师坚持认为她的心脏运转得还不错，我们还是应该对她进行积极治疗。我向他指出，如果病人的心脏像他想的那样能正常运转，那就应该不需要药物支持。于是讨论陷入了一个怪圈，得不出任何有效的结论。公平地说，像其他绝大多数医生一样，我的这位同事坚定地认为，他应该尽最大的力量维持病人的生命。

虽然四床病人的身体健康状况很糟糕，但是在药物的支持下，她神志清醒，也很警觉。我开始和她讨论，问她有没有人和她说起过她的身体在手术后并没有好转，以及她现在的病情有多严重。没有人这么做过。我向她解释说，她的预后状况很不乐观。了解这些后，她决定出院回家去。她做完手术不久，她的孩子们就建议她这样做。

我把这些信息转达给了心脏病科医师，但他不认为病人即将死亡。我返回去向病人解释：她的医生认为她还是应该待在医院里。我给她停用了一些药物，并且把她转到了由她的心脏病科医师负责管理的病房里。12 个小时以后，她就在那里安详地告别了人世。

还是周六这天，我还在等待一名刚刚在手术室进行了紧急手术以疏通其冠状动脉的病人转到我这里来。这位妇人已经 80 岁了，神志不清，肾脏损害严重。随她一起转来的一张已经填好的表格指明，如果她发生心脏骤停的情况，不用尝试进行心脏复苏。现在，因为我们能够疏通她的动脉，那我们就可以对其进行心脏复苏。这个病人的生命面临终止这一几乎确定的事实没有被纳入考虑。有些东西我们能够修理，所以，不扯了，那就修理吧。

病人的亲属们同意进行手术。这又是一个依据有限而扭曲的信息进行决策的例子。他们在知情同意书上签了字，因为医生会这样解释病人的状况：

"你们的母亲病情很严重。她的冠状动脉堵塞了。她唯一的希望就是接受手术治疗。你们是什么想法？"病人的状况还可用其他多种方法来解释，它们也许能为家属提供其他选项。例如："你们的母亲病得很厉害。她的冠状动脉堵塞了。考虑到她的基础身体状况，我们不认为手术是安全的或者能够成功。你们觉得病人更希望如何选择？"

三天后她连接着呼吸机死去了。

有时候，工作需要我投入大量的时间并不会让我感到太累，试图在什么事情能做和什么事情该做之间做出权衡，反倒会让我感到筋疲力尽。

14
丧亲之痛的错误应对

我在悉尼南部地区长大，那是一片尚未开垦的森林地带，缓缓地延伸到幽威湾（Yowie Bay）畔。1954 年，我们家在那里造了一栋房子，用的是我父亲因为在军中服役而获得的还款期限超过 50 年的 3 000 澳元贷款，利息是象征性的，少到可以忽略不计——这是为国家服务而得到的犒赏。这块地是我爷爷赠送给我父亲的结婚礼物，多年以后，它将价值数百万澳元。50 多年前，我爷爷的父亲在此盖过一间钓鱼时住的小屋。

那时候，没人愿意住在萨瑟兰郡。那里是边界地区。当我们从市中心迁移到那里时，就像是来到了空旷之境。不过，慢慢地，我交上了新朋友，其中一位是我的隔壁邻居彼得·米尔斯（Peter Mills），他引导我发现了这片土地的秘密和这片海湾的美丽。直到高中毕业各奔东西后，我们的关系依然很密切。很多年之后，我才又见到他。他很突然地联系到了我。我张罗着和彼得以及他的妻子巴布在一间小餐馆里吃了顿饭。

我们先是一起追忆了美好的旧时光（希望没有太烦到巴布），之后又把话题转到了我们生活中一些不久前发生的事情上。他们给我看了他们的女儿和刚刚出生的外孙——肖恩·哈米斯（Sean Hamish）。接着彼得又拿出一张他们的儿子哈米斯的照片，是很久之前拍的，正好是在哈米斯四十岁那年去世之前。有一天哈米斯和彼得一起在后院干活时，突然心脏病发作，那是一种罕见的心脏病。彼得在描述发生在他们英俊、乐观的儿子身上的这场惨剧时，眼中满是泪水。

那时彼得和巴布都在健康产业工作：巴布是护士，彼得是解剖学家。尝试给自己的儿子做心肺复苏，然后再面对他的死亡，这究竟是一种什么样的滋味，只有在亲身经历过后，才能有所体会。彼得最后拿起儿子的照片，对我说："最痛莫过白发人送黑发人！"

无疑会有很多博士和医学学者会涉足一些原创性的研究领域，并在这些领域留下自己的印记。那时候，我在医学期刊上读到了一种叫作"复杂性哀伤（complicated grief）"的病症，这是获得命名的很多新"疾病"中的一种。

"复杂性哀伤"具有一些不同于"平常的哀伤（normal grief）"的特征。"复杂性哀伤"也被称作"长期的哀伤失调（prolonged grief disorder）"。它被定义为"按照社会常情，持续时日之长超过预期的强烈的哀伤"。这种说法无疑会引发异议。所谓的"社会常情"究竟从何而来，那些专家又是怎么知道的？这份刊物上的文章指出，这种超出常情的哀伤一般是由失去了"多情的伴侣"或者孩子而引发的。那何谓"多情的伴侣"？我把这个问题留给"巨蟒剧团（Monty Python）"和你的想象力……"复杂性哀伤"的特点是持续的、强烈的思念、渴望和悲哀，但它明显还是会被时间冲淡——这与"平常的哀伤"很像。

无论你相信与否，这种状况的存在还是有科学道理的。专家们指出，当人想到伤心事时，他们大脑中所发生的变化在核磁共振成像中是可见的。我们有图片为证，因此这一定是真实存在的。如果我们在给彼得和巴布做脑部核磁共振时，让他们看着哈米斯的照片，那么机器上就会显示出他们大脑中的某个部分会亮起来。如果我们让 100 名这样的人做核磁共振，并且向他们展示类似的提醒物——瞧，我们就能以此拿到博士学位，能发表好几篇论文了。为了给哀伤取一个名字，就如此扭曲人的情感，什么样的伦理委员会才能同意这样的事情呢？在每个人的性格中，这种情绪反应难道不是一个正常的组成部分吗？

我们见到过许多老人对伴侣的死亡感到哀伤；在伴侣刚离世时当然如此，但也有许多人在很久以后还是十分哀伤，这明显不太正常，会被认为是一种病态现象。

一般地说，那些年过七旬而尝试自杀的人是发自内心地不想活下去了，这是一个规律。阿尔伯特已经 88 岁高龄了，想要自杀的他服用了过量的吗啡溶液和 25 片安眠药。他不知道需要服用多大量的药物才能死掉，所以他吃下了能拿到手的所有药物。这是发生在他妻子离世后第 12 个月时的事情。他和自己的女儿生活在一起，是他的女儿发现父亲在卧室里不省人事了，于是马上就叫了救护车。医护人员们用一种叫作纳洛酮（naloxone）的药物来缓解吗啡的药效。在使用纳洛酮之前，阿尔伯特的呼吸几乎已经停止了；他已经深度昏迷，心脏在停搏的边缘。在使用纳洛酮后，他能够被唤醒了，并且呼吸和脉搏都增强了。在把阿尔伯特送往医院急诊室的路上，医生给他戴上了氧气面罩。他的命被抢救回来了；他脱离了危险。我们现在该对他怎么办才好呢？

阿尔伯特处于现在的医疗体制中。该医疗体制做的第一件事情是确认他还活着。这很容易做到。如果能够及早发现，吗啡和安眠药就不会引起多大的危害，而且易于处理。阿尔伯特甚至不用使用呼吸机。他坐在急诊室里，虽然昏昏沉沉的，但反过来说，状态也是稳定的。除了昏睡之外，阿尔伯特的情绪在哀伤和愤怒之间摆动。他自杀的企图失败了。与他关系亲近的女儿握着他的手，满眼含泪。但是妻子的死给他带来的哀伤和孤独感是无法去除的，妻子是他近七十年来的知己。让女儿为此而忧心忡忡，他心有不忍，但他还是很悔恨自己也许失去了唯一一次自杀的机会。

这个体系现在把阿尔伯特划归到有"自杀危险"的人群中。他需要受到严密的监控。他女儿因为从事全职工作，所以不能持续看护他，所以他必须被送到疗养院去。他应该被送进什么样的疗养院，这件事情已经定下来了。他已经失去了妻子，现在又不能再与女儿生活在一起了，也不能再与两个外孙一起消遣、一起共享天伦之乐了。

精神病医生不喜欢探访 ICU。对于因为患上危及生命的"疾病"而不省人事或者昏昏欲睡的病人，他们不太确定应该对其做点什么。他们对病人的建议几乎总是如出一辙：需要在病人的临床状况改善后对其做进一步评估，同时应该给病人开些抗抑郁药。

很多想自杀的病人并非患了病理性抑郁。他们就是单纯地悲伤，看不到希望，想找一个合理的方法离世，而不是去日日面对生命的萧瑟。阿尔伯特就属于这种情况。他不再想活下去了，从妻子离开以后，他已经体验了 12 个月的哀伤。时间未能抚平他的伤痕，他的情况反而越来越糟。当我见到他时，他很理智，但就是不想活了。他已经 88 岁高龄，拥有了一个不错的人生；现在没有妻子的陪伴，他就是不想再活下去了。他选择结束自己的生命是可以理解的，并且在我看来，也是一个正常的反应。他只是不知道怎样才能正确地把这件事情做成。当然，我得赶快补充一句，在澳大利亚，有很多自杀预防组织，它们的工作令人尊敬，挽救了许多人的生命，让许多人能够重获新生——尤其是对那些面临这样或者那样危机的年轻人来说更是如此。

但阿尔伯特的绝望是理性的。我不觉得这种深深植入内心的悲哀是一种需要医治的病态。

精神病学回顾和临床笔记准确地记录了他的生活。阿尔伯特生于苏格兰，他妈妈在他七岁时，就死于白喉，他的童年经历很坎坷。他的家人四处漂泊，他也被不同的亲戚抚养过。他在 17 岁时加入英国军队，第二次世界大战时曾在欧洲作战。他在 30 岁时，和妻子一起移民到了澳大利亚。他没得过什么大病，也不喜欢和医生打交道。阿尔伯特一直抽烟，直到八年前才停下来；他直到 70 多岁还常常饮酒。精神病医生也指出，他很乐观，头脑完全清楚，但因为他是"压抑的"并且表达了"死的愿望"，因此他自我伤害的风险很高。如果说这意味着再次尝试自杀的话，那么这种自我伤害的可能性当然很高。问题是，我们为什么应该阻止他的自杀尝试以及如何阻止。

阿尔伯特患的是病理性抑郁，还是通常的情绪低落，或者哀伤、难过？他的哀伤是对难以医治的个人痛苦的正常反应吗（不管怎样，我们都难以让他的生活复原了）？我们该如何处理他的这种情况？我们必须一天 24 小时看护他。但这到何时结束？直到他心情平复？直到时间治愈他的哀伤？直到抗抑郁药能对他生效？真的难以预料。

暂且把他的这种哀伤之情转成用抑郁这个代表医疗状况的名词来表示。就像黑夜随着白昼而来一样自然，他接下来就得开始接受药物治疗：抗抑郁治疗。他要被转到精神病院去，在那里他会得到更"仔细的看护"。

老年病专家给他做了检查，结论是他的精神没有问题，他很理智。他不但神智很清醒，而且从身体状况上说也可以独立生活。然而由于担心跌倒的风险，院方不允许他下床。我们的医院发现病人在生命的最后三个月内发生跌倒现象的病例在增多，超过了全国的平均水平，这给医院的领导们敲响了警钟。他们的对策就是让所有超过 80 岁的病人都别下床。这种做法给了阿

127

尔伯特又一重击，他变得更加哀伤了。他已经觉得自己是个累赘，现在又被禁止走动，甚至在身边有人保护的情况下也不行。

一周以后，他被送到精神病病房。他当然年纪大了，也许算是患有老年病，但是把"精神疾病"这套说法用在他身上，真不太合适。他的哀伤明显没有那么复杂，对我来说很容易理解。

我有时纳闷阿尔伯特究竟有什么问题。他是不是还会想乘人不备服下合适剂量的药自杀呢？

经过仔细考量，世界卫生组织之下的与压力有关的特定疾病分类方面的工作组成员推荐把"长期的哀伤失调"作为一种疾病，并公布在《国际疾病分类第 11 次修订版》中。它目前处于验证阶段。也许当一个正在进行研究的医学博士观察到失去爱子 25 年后的彼得还在为此泪流不止时，就会把他也归入患有这种疾病的人群中。

现在呈现在《精神疾病诊断与统计手册，（DSM-5）》（*Diagnostic and Statistical Manual of Mental Disorders*，*DSM-5*）中的这种疾病的正式名称是"持久性的复杂丧亲障碍（persistent complex bereavement disorders）"。

一个更有意义的问题也许是，"当前的社会和文化规范"究竟是什么？因为背离了这个规范，就说明一个人患上了这种疾病？那么还要问一下，可以说这种疾病是由一群专家学者来定义的吗？他们有什么资格来思考和定义什么是"常态"呢？我想问，这样做的证据何在？

　　更加奇怪和危险的是认为某种状况是一种疾病就必须进行治疗。如果哀伤失调拖延很久，那就需要采取精神疗法或者药物疗法。让我们感到庆幸吧，这里面不包括前脑叶白质切断术（lobotomy）或者电休克疗法。在爱人离世五个月后，如果病人还有这种症状，医生就会建议采取治疗措施了。另外一种医药产业即将被创建出来。就好像我们多半会在医院里辞别人世这件事情还不够残酷，现在我们连以自己认为适当的方式来表示哀痛的权利也要被剥夺了。

A
GOOD
LIFE
TO THE END

Taking Control of Our Inevitable Journey through Ageing and Death

第三部分
掌控衰老与死亡之旅

15
如何选择合适的医院

如果你问一名医生，他们是如何为自己选医生的，他们会告诉你"多打听打听"。医生们很少会使用排行榜或者一些硬数据去寻找医生——他们当然也从来不会去问谷歌医生。人们可以用搜索引擎来判断一些简单的疾病，但大部分人的身体状况都不是那么简单。病人的疾病状况要放在一个大背景下来诊断，包括病人的个性特质、既往病史、生存环境、年龄和总体健康状况，以及很多其他因素。这些因素不仅会影响诊断，也关系到如何对病人进行治疗。一位好的医生同时也是病人病史的认真采集者。医生也会重视病人的病情自述。他们会对病人病史的某些部分刨根问底，以便找到病人目前临床问题的发病线索。

记住，对不同医学专业的医生要按不同的特征来评价。我做颈外科手术时，选择了一位最好的医生。虽然他对病人的态度差了那么一点，但是对于一位将在你的脊髓上动刀的医生来说，这又有什么关系呢？

当评价一位医生时，要时刻记住他们在某些方面"很棒"，但在其他方面可能未必如此。虽然我确信我的同事们在医学院学习的六年里，每年的期终成绩都很出色，但说到把理论应用于实际，他们还是没什么十足的把握。一个医生只有从病人的已知病情中判断出他患有某种罕见病，而不是仅凭好奇和接受的态度去处理未知状况，才称得上是一名睿智的医生。然而同样是这位能够诊断出患者患有罕见疾病的医生，可能会发现自己难以适应医疗实践中的不确定性，难以接受我们的许多医疗措施缺乏准确的理论和科学依据。在医学领域，有很多临床症状和体征至今也没有得到明确的判断。有很多人对此可以做到见怪不怪，另外一些人则难以接受。一想到要搁置所学知识，转而根据患者对病情的陈述去摸索，要和病人一路同行，他们就会感到惊恐；因为对这样的过程教科书中还没有简洁而规范的描述。这意味着，即使患者的自诉和现有的医学教学理论对不上号，也不要对患者的说法置之不理。这也意味着要坦然接受不确定性的存在，对患者坦诚一些。即使真的无能为力，也要在寻找更多答案的同时，想办法化解病人的疼痛和苦楚。

一些在临床实践上很难做到游刃有余的医生最终改行去从事其他医学专业，如流行病学或者医务行政管理工作，那些地方也需要具备不同医学技巧的医务人员。在不同的临床实践科室，在不同的医学领域中，需要各种各样的医学技能，例如，骨折患者需要的治疗技术必然不同于存在慢性健康问题且缺乏支持服务的老年患者需要的治疗技术。即使在同一个科室内，比如外科，一个临床医生也有可能擅长修复而不是缓解诸如疼痛这样的症状。以下是在对不同科室的医生进行评价时，可以考察的一些特征。我们列出这些特征的目的是为老年患者服务，但对其他人来说，这些信息可能也有借鉴意义。

家庭医生（the family practitioner）是对老年病人进行管理的关键角色，大多数老人都是住在自己家里，接受家庭医生的照顾和护理。下面是作为家庭医生应该具备的一些重要素质，在这里排序不分先后：真诚且富有同情心；能够从总体上观察病人的身体状况；在任何情况下，都不会不假思索地为病人开药；给人以信任感；能够以坦率、务实的方式讨论衰老和死亡问题；能够很好地完成日常工作，例如为病人管理血压，能够向病人提出生活方式方面的建议；敢于说"我不是太肯定"或者"我不清楚，但是我会和你一起经历——要记住有时候我们也不知道，但我会尽我所能控制任何病症"；在必要时了解和参考其他人的意见，但这不仅仅是出于防御医疗–法律责任（defensive medico-legal imperatives）。

肿瘤医生和血液病医生。要当心，这些医生的出发点都很好，但却错误地把为病人"治疗"视为天职，尤其是当病人已经过于年老体弱时，这一理念更不现实。那些能阐明问题并且给出结论的医生倾向于把话说得委婉一点："不过，对你这个年纪的病人来说，我们需要平衡治疗后改善的可能性和副作用以及虚假希望可能给你带来的痛苦。"那些更好一些的医生会围绕你生命中各种需求的轻重缓急来调整他们的治疗方案，而不会以最新的化疗方案为中心。一个著名的研究所曾得出一个结论，同时采用化疗和姑息疗法的病人比单独采用化疗手段的病人存活时间要长一些。

外科医生。作为一名特护医生，我有时会对外科医生们这样说："的确还是你们这个专业能够让病人好转甚至痊愈，虽然这么说让我有些不自在。"然而，如果病人上了年纪，就不会恢复得那么快，或者根本就难以恢复了。老年病人更有可能出现严重的并发症，这会导致他的身体状况雪上加霜，生活质量大打折扣。外科医生会这样对病人说："我们可以为你做手术，但我不确定这对你到底有没有帮助。"然后，他不仅会向病人解释列在知情同意书上的各种并发症，也会向病人指出在其目前的年龄和健康状况之下，外科手术可能带来的最好和最坏的结果。对医生所说的情况，病人需要深思熟虑。

老年医学专家。这些医生专门为老年病人服务。理论上说，由他们来为老年病人进行治疗最为适宜。他们中的许多人很有能力，但如果他们倾向于采用传统的药物和手术治疗方法的话，就要当心了。如果其中有人把老年人的"疾病"放在衰老和死亡这个大背景下来讨论，态度热情而又坦诚，那这位医生就是值得信赖的。他们提供的治疗方案需要与老年人生活中的各种需求的优先次序相一致。

姑息治疗。按照目前这种医疗运行体制，除非到了生命的最终阶段，否则病人通常见不到姑息治疗医生。在其他致力于"治疗"（或者更准确的是"让你活下去"）的医生同行们拱手认输之前，姑息治疗医生一直徘徊在这场医疗战役的外围战场上。他们一旦上阵，就能让病人在生命的最后阶段不再忍受痛苦和其他令人不适的症状，为此花费一些钱财很值得。

病人应该未雨绸缪。如果病人感觉常规治疗手段都没有什么用处了，就应该问问自己的家庭医生或者其他负责诊疗的医生，他们有没有考虑过采取姑息治疗。这是一个关键的问题，有助于筛选出更好的医生。至少，负责为患者诊治的医生能够借此机会与患者坦诚地讨论其预后情况。如果他们没有这样做，那就需要向他们施压。例如，可以对他们说，如果惯常的医疗措施对改善健康状况没什么用了，那站在他们的立场上，你也不想把这视为一场败仗。向他们解释，你已经听说过，有越来越多的证据表明，将姑息治疗和常规医疗手段结合的综合性方法正在为人们所广泛接受。医生们都不愿意让人认为自己是个闭目塞听的人。

然后继续向医生解释，对你来说，控制住病情与争取治好病或者提升健康状况是同等重要的事情。在你听取关于姑息治疗的问题的回答时，要谨防医生这样答复你："我们还没到这一步呢。"要坚持让他们向你说明，就你的预后情况和未来的身体状况趋势而言，"这一步"究竟意味着什么。再者，当再多的传统医疗方法也无法制止你的身体健康状况恶化时，你可以权衡

"症状疗法（symptomatic treatment）"和"根治疗法（curative treatment）"的利弊并做到平衡。

如果一位姑息治疗医生认为自己只是在所有常规治疗手段失效后才来充数的，你就要对他退避三舍。

总之，作为一个局外人，要想选到一位好医生是很难的。在理想状况下，你还是需要一位熟悉医疗系统内部情况的医疗顾问，他知道在每一个特定的医疗专业里与谁联系才能找到本专业最好的医生。如果做不到这一点，再考虑使用搜索引擎。

如果采用官方的和那些易于获得的信息来评估一位医生是否"好"，那你就只能对他们的素质和特长有一些肤浅的了解，诸如他们是否注册过，他们拥有哪些资格证书，等等。这就和在网上比较宾馆和餐馆一样，不管是食客、旅客的体验还是患者的评分都有游戏和失真的一面。而且，官方通常不会把医生各方面的特点，按照你的需求优先级，进行合理的平衡和排序。例如，在医生的专业技术能力决定着医疗最终结果的医学专业领域，你并不重视医生的服务态度。与此形成对照的是，在家庭医生这个专业领域，如果医生采取的医学技术干预措施不太多的话，他的沟通能力和服务态度就显得很重要。很明显，如果每位医生都具备成为一个"好医生"的所有素质，那自然是最理想不过的了。

对于医生们所在的系统，你的恐惧不亚于医生们的恐惧。例如，对医疗诉讼的担心可能会让一位医生在施展医学技术的能力时受到影响。对于一些努力想建构自己职业生涯的医生们来说，他们面对的是一个以降低成本为目标的官僚体系，这一事实会扭曲他们向患者提供优质护理的行为。同时，技术所带来的风险也会超过潜在的收益。

和医生们一样，各家医院也各有千秋。有的医院急诊科特别强，在这样的医院病人虽然来时不知道得的是什么疾病，但很快就会得到评估，危及生命的状况会得到及时抢救，病症会得到护理，然后会被迅速分流到相应的科室进行治疗。

除此之外，同一家医院也存在一个平行系统来负责选择性外科手术和其他手术。此时，医生已对病人进行了初步分类，已经决定了要采取的手术治疗。手术主刀医生的技术熟练程度成为决定这番治疗效果的主要因素。然而，麻醉师、护理人员、感染控制和总体支持，比如疼痛缓解，也在很大程度上影响着手术的效果。我们是在讨论一个系统，因此在判断你的治疗结果时，会考虑所有这些方面是否进行了最适当的协调和互动。

这个体系的有效性几乎难以评价。几乎可以肯定的是，这个系统的某些部分会比其他部分运转得更好。对于整个系统来说，可以依据诸如手术中的并发症、伤口感染程度、住院时间长短，以及手术死亡率这样的结果指标来对其进行评价。然而，和医院环境本身一样，很多因素会影响病人的治疗效果，更不可忽视的还有病人的基本健康状况。

基本上，医院中同时有数个体系在平行运行着。首先，病人最紧迫的健康问题要由接诊医生马上处理，再联系专业医生进行后续的对症治疗。其次，还有被描述为病人流（patient flow）和支持服务的系统在运行着。有这样一群人在安排你入院，给你分配床位，安排餐食，订购物料及设备，打扫医院卫生；还有人给你寄送账单。最后，还有一些高阶、中阶和低阶的医疗系统管理人员也是直接或间接依靠病人来生活的。在选择一家能为自己提供最好的医疗服务的医院时，你很难判断后面这些人会对治疗效果产生什么样的影响，因为他们在面对问题时的优先级与患者利益可能不一致，其中包括诸如财务压力和避免负面宣传等问题。

影响病人治疗效果的排在第三位而且越来越重要的是在整个医院范围内

运作的辅助系统流，这是为了预防病人发生意料之外的恶化而配置的。你自己的专科医生几乎从来不可能完成这样的职能。首要的一点就是，他们不可能一天 24 小时都待在医院。并且，即使他时刻守护在病人的床边，也几乎不可能具备能够识别和处理所有可能发生的医疗紧急事件的技巧、知识和经验。这不是说要责备负责收治患者的医生。没有任何一名医生拥有应对所有可能出现的危急情况的技巧和知识。始终要记住，检查入住的医院有没有应急响应或者医疗紧急事故团队系统。要看看医生的应急响应是不是真的足够快，团队是不是由掌握先进复苏技术的医护人员组成。

虽然你可以进入一家被权威组织认可的医院治疗，但这也未必能担保这家医院会给你提供最好的医护服务。医院准备迎接认证访问，就像我们接待卫生部长来访一样：墙壁要重新粉刷，文件要全部更新，要展示各项规章制度，并且相关制度文件要被放置在患者易取的位置。那些一周以前还在威胁并且也确实在想方设法削减费用的医院管理者，会突然对病人关心起来。他们可能会自豪地把一些以前根本不认识的员工介绍给这些评审者，在又一次成功取得了几年的认证期以后，他们还会对员工发表热情洋溢的讲话。

你如何判断一家医院是否真的好呢？病人的就医质量主要取决于负责的医护团队的付出。你需要评估好的团队工作——但这几乎是不可能的。更进一步说，这取决于入院的目的：是去做选择性外科手术，做详尽的检查，接受精细的医疗干预措施，还是到急诊科去看尚未被清楚识别出的疾病？医院是一个非常复杂的地方，医生的医护质量也难以准确判断。而且，你的选择还会受到所在地区和你的个人支付能力的制约。

以死亡率为依据对医生进行比较，可能会使我们误入歧途，因为死亡率主要取决于所选择的病人类型。一个 20 多岁的年轻患者因一个小小的整形外科手术而死亡是很鲜见的，如果发生了也是需要进行认真调查的事情。但是老年患者因为做同样的手术而死亡，事态可能就没有那么严重了，这取决于病人在手术前病情的严重程度。同样做心脏手术，年轻患者会比患有多种慢性病的老年患者效果更好。从另一个方面说，鉴于手术存在高风险，老年患者就不宜做大型外科手术。

选好的医院甚至比选好的医生更难，这个选择要基于多个维度来考量，饭菜是否可口和是不是有私人房间也许应该最后考虑。你可以通过多方打听来寻找好的医生。就选择性手术而言，你选择在哪家医院做手术，很大程度上要看你选择的好医生在哪家医院工作。因此，在哪家医院做手术就成了一件有点听天由命的事情了。

16
预立医疗自主计划

回避坦诚地讨论衰老、濒死和死亡问题的一个令人遗憾的结果是，当这一天来临时，我们可能并不知道这些自己最亲近的人的愿望究竟是什么。这不是一个非黑即白的问题，尤其是当病人失去意识时，亲人必须基于他的健康状况做出决策。你要让病人有可能存活，并以牺牲他长期的自理、有质量的生活为代价。如果未能按照病人的意愿做出这些重要的决策，那对病人的亲人和病人自己都是不公平的。其他人可能会觉得他们知道病人的期望是什么，但这期望和病人的期望其实并不真正相符。而且，他们总是错误地过于保守，总是倾向于选择继续进行积极的治疗，这也许会让病人在根本就不想要的状态下生存下去。而且，那些做出决策的人还必须承担起由此引发的负罪感和焦虑感。

根据病人的意愿来规划选择，表明病人对生命终止的观念，这就是预立医疗自主计划（advanced care planning，ACP），或者是制定生前遗嘱。这个过程就是某人在与他们的医疗保健服务提供者、家庭成员，以及其他重要人员进行磋商的基础上，对自己未来的医疗保健问题进行决策的过程，以防自己将来有一天可能无力参与这样的决策。

尼尔已经 84 岁了，患有严重的痴呆症——严重到需要老年精神病学专家的护理，还需要服用越来越多的镇静剂以减少暴力行为。由于出现了发烧和精神萎靡症状，他被从同一家医院的老年精神病区转移到了内科病区。

他的问题包括：

- 尿路感染——有可能治好；
- 血清钠水平低——有可能治好；
- 休克——有可能治好；
- 早期肾衰竭——有可能治好；
- 气道阻塞，这是由意识水平太低引起的——通过向肺部插管，并通过人工通气辅助他进行呼吸，这也是可以进行管控的。

理论上说，尼尔所有的身体异常都是可以治疗的，所以他所有问题都可以被解决掉，那他也有可能继续存活下去。最好的情况是，他能够恢复到其他问题都未出现时的状态，再被送回到老年精神病病房进行治疗。

一个重要的问题是，尼尔的痴呆症很严重，还有可能进一步恶化；这很快就会成为致命的问题。这个过程究竟有多快，很难确切地知道——几周、几个月，或者是一两年，但他显然已经走到了生命的最后阶段。

如果尼尔以前已经和自己的亲人，甚至是医生们讨论过，不愿意在临近生命终点的时候，以神志昏迷的状态活下去，那么他就可以把自己在这种情况下不愿意对任何并发症进行积极治疗的想法写进遗嘱中。当考虑自己的认知能力可能遭受损害而制订医疗自主计划时，很重要的一件事情就是要着重确认自己认为可以接受的健康状况和护理水平，确认自己会不会为了活下去而接受任何可以获得的医疗干预措施。基于此，考虑能接受把医疗措施升级到什么水平。

预立医疗自主计划应该覆盖医疗问题，但也应该包括病人的其他想法，如身体器官和组织捐献，愿意在哪里离世，希望离世时哪些人能在身边，等等。

预先医疗指示（advanced care directive，ACD）这个术语或者生前遗嘱指的就是围绕病人的意愿形成的文件。预先医疗指示基于尊重、尊严和自主权这类价值观。当病人失去决策能力时，预先医疗指示马上就应该处于备用状态。预立医疗自主计划对于确保患者在生命的最后阶段，得到自己想要的医疗保健服务能够起到很大的作用。有很多科研证据表明，预立医疗自主计划会使病人的希望得到尊重；与没有这样的计划相比，家庭成员们遭受的焦虑和压力也要少很多。以下是制订预立医疗自主计划的一般准则。

努力把那些自己不能接受的身体状况都想到

考虑预立医疗自主计划时要记住，当年老体弱以后，即使采取了积极的治疗措施，也几乎根本不会让身体状况变得比得病之前的状态或者基线状态更好一些。换句话说，在制订预立医疗自主计划时，设想在任何危及生命的事件发生之前，身体可能会处于什么状态。要考虑自己能不能接受这种状态，而不是仅仅考虑你是不是希望升级医疗措施。为了理解预立医疗自主计划这个概念，要把那些你可能不会接受的状况都想到，比如完全不能自理，需要别人全面照护。要明确表明其他的担心，比如害怕疼痛、羞耻、失去尊严、大小便失禁，以及没有他人协助就不能活动。

艾德里安是一名 73 岁的老人，有心脏衰竭病史，在一次心脏病发作之后，他的心脏内部形成了很大的血块。血块破碎引发了中风，这让他只能待在床上或者轮椅上度日，不能自主吞咽，需要插上管子直接把食物送到胃里去。他也不能正常说话，但是还有方位感，能够感知自己周围的环境。住在养老院里时，艾德里安出现了发烧和低血压的状况。他被火速送进医院，医生给他用了抗生素和静脉输液治疗。三天之后，他的身体状况恢复到了感染之前的身体状态，从而被送回了养老院。

很多人可能并不想再次陷入这种生活不能自理的状态。决策过程要考虑的一个因素是，不能孤立地看待感染这件事，不能认为它能够被治疗，并且不会进一步导致其他任何问题的发生。遗憾的是，医生们恰恰就是这么做的——孤立地看待感染。一系列威胁生命的感染不能再被孤立地看待了。年老体弱的病人在出现严重感染后需要被收入 ICU 治疗，这也表明他们需要升级住院治疗措施，并且他们的生命正在临近终点。这是基于对整个群体的观察，并不能做到完全准确地应用于每一个个体病人的情况。然而，当制订预立医疗自主计划时，需要把这些通常很复杂的情况都考虑进去。

要决定当健康状况突然恶化时，是不是任何治疗手段都能接受

设想那些自己难以接受的生存状态，并以某种形式把它们写下来或者清楚地表达出来。声明当得了并发症或者新的疾病，如果不治疗就会危及生命时，你希望得到何种程度的治疗。最常见的例子是尿路感染、蜂窝织炎（一种皮肤感染）或者肺炎。不幸的是，或者幸运的是，这些疾病用抗生素都很容易治愈，但是当情况严重时，病人可能需要住院进行静脉注射并在 ICU 里接受生命支持。

在这种情况发生而自己又有能力的情况下，就如何进行治疗划定自己的

界限。例如，你可能倾向于在家中利用抗生素进行治疗而不选择住院治疗。你可能会选择不使用任何抗生素，只要求提供舒适的护理来减轻任何可能的痛苦。或者反过来，你可能会要求"积极治疗"——就是采取任何可能采取的措施。

假设你患有严重的痴呆，并且有可能出现尿路感染和肺炎，并危及生命。在开始制订预立医疗自主计划时，就要在任何可能危及生命的事态出现之前，先对自己难以接受的健康状况进行一个总体描述。例如：

> 如果患上严重痴呆，而且连亲人都认不出来了，我就不再想对并发症进行进一步的积极治疗了。

或者：

> 我需要进行积极治疗，比如使用抗生素，但希望在家中进行治疗，不想住院治疗。

或者：

> 我想到医院治疗，想找出身体状况恶化的确切原因，并且想进行有限的积极治疗，例如静脉注射和抗生素治疗，但不想进 ICU 接受更进一步的生命支持。

或者：

> 我希望被紧急转往急诊医院治疗，并在必要时被 ICU 收治，进行全面的生命支持，直到医生认为已经没有任何希望了。

年老体弱病人其他的晚年问题可能还包括中风、心脏病发作，或者栓塞这样的大问题，这有可能堵塞给肠供血的通路，造成肠坏死。可能需要围绕这些情况来建立自己的期望，当下这种年老体弱的身体状况也许会让你感到不舒服，但这可能是一种正常而自然的死亡方式。

如果需要详细的信息，以下有一些可行的医疗升级选择可供考虑：

- 在任何情况下都不入院治疗，但是可以采取措施来缓解疼痛，让身体感觉稍微舒服一点。

- 如果神智混乱，或者因为任何原因而造成永久性的大脑损伤，不愿意入院进行治疗。

- 只有当入院治疗之后，自己的健康状况以及生活质量能够不低于入院前的水平，有很大可能性能够出院再返回社区的情况下，才愿意入院治疗。

- 只有当自己病症中的很大一部分有治愈的希望，而且在任何情况下都不必送进 ICU 进行护理的情况下，才愿意入院治疗。

- 如果患上危及生命的疾病，只有在短期入院的情况下，才有较大希望得到成功的治疗，那就愿意入院治疗。

- 在一般情况下愿意入院治疗，但如果短期的正式治疗没有效果，或者是所进行的治疗不如预期顺利，或者是出现并发症并且病人不太可能在医院存活下去，或生活质量会比以前低许多，就不希望再进行积极的治疗。

- 在一般情况下愿意入院治疗，但是当自己永远不能再进行自主性的知情决策，比如进入持续的植物人状态，进入某种疾病的末期（最后几小时或者最后几天），由于某种病情永远无法恢复到能够做出某种知情决策的程度，就不再进行所有的积极治疗。在这种情况下，希望能够停止人工喂养和流体供应，但希望能够稍微舒服一点。

- 如果病情很有可能在几天内恢复，也有很大可能以入院治疗前的状态重返社区，那么就愿意进入 ICU 进行救治，因为这是治疗复杂病症的关键措施。

- 如果有很大可能恢复到入院前的状态，就愿意进入 ICU 救治，但只接受有限的治疗。

- 如果进入 ICU 救治超过五天以上，病情没有改善的迹象或者出现恶化，希望停止在 ICU 进行治疗，希望医生能采取适当措施止疼，让自己稍微舒服一点。

- 即使在离开医院以后，身体状况有很大可能会恶化，或者需要更高等级的照料，也希望能够继续在 ICU 接受积极治疗。

● 即使治疗没有明显的成效，康复的希望不大，也还是希望在 ICU 接受
的积极治疗能够持续下去。

● 即使康复的希望不大，可能需要更高等级的护理，也许还需要换一个与
入院前不同的环境，如到疗养院进行护理，还是希望继续在 ICU 里接
受救治。

上述这些决策都存在不确定性。不确定性是医学的固有性质。有些人将
不确定性作为继续进行积极治疗的理由，另外一些人则不愿承担与自己的
期望可能不一致的风险，尤其是当这样的风险很高时。随着时间的推移，当
看到某一组合治疗的效果时，你的疑虑可能会消失，转而对这一治疗更有
信心。

生活中的预立医疗计划实例

丽塔是一位 86 岁高龄的妇人，住在家中，身上戴着心脏起搏器，五年
前还因为肠癌做过手术。医生的诊断认为，在她的肠道和阴道口之间有一根
瘘管，导致粪便渣滓连续不断地从她的阴道口漏出来。她有两个选择：第
一，做一个大型外科手术以阻止粪便渣滓从阴道口漏出来；第二，考虑到她
的年龄、慢性病状况、癌症复发的可能性，不进行大型外科手术，而只是进
行系统性的治疗以缓解疼痛和其他不适。

在这个案例中，丽塔自己独立生活，并且生活质量也说得过去。如果能
够恢复到这样一个状态，她就感到很开心了。她需要做出的决定是，是忍受
粪便渣滓持续地从阴道口漏出来，还是接受一台包括结肠造口术在内的大型
外科手术，把这些粪便渣滓引流到接在腹壁的袋子中。但不论哪种情况，她
都不得不以一种不合常态的方法来处理这些粪便渣滓。如果病人的认知能力
是完好的，能够做出决定，那么就没有必要制定预先医疗指示。如果丽塔已

经出现了严重的并发症，那么就只能由他人来为她做选择了。在这个决策过程中，预立医疗自主计划能够有所帮助，但是很难把如此具体的信息包含进来并转化成医疗行为。预先医疗指示难以覆盖医学上的所有事件。这里有太多的可能性和太多的"如果和但是"，而且需要使用通俗易懂的词语来表达。

戴维是一位 73 岁的老人，他独自生活，患有高血压、糖尿病，吸烟导致他的肺功能下降。他因为肠道穿孔而被送进医院。刚入院时，他神志清醒，在听过医生对自己病情的介绍之后，他同意施行结肠切除术，切掉已经穿孔的肠子。

手术后，戴维的病情依然很严重，离不开生命支持措施，因此又被送回了 ICU，采取了人工通气和强效药来支持他的血液循环。由于肠道穿孔，他已经出现了危及生命的感染症状。他的肾脏已经衰竭，需要进行透析。支持血液循环的药物被加大到工业剂量。看起来他很难存活下去了。

医生和他的家人们进行了讨论。达成的结论是在得到更多的信息之前，医生不会升级医疗措施，但现在所采取的治疗手段也不会停止。

戴维已经陷入了深度昏迷中，镇静治疗已经停止以判断其当下的精神状态究竟如何。在接下来的几周时间里，他的状况慢慢好转。三周后，他已经非常清醒，可以停用生命支持措施了。不幸的是，他的肾脏再也没有恢复功能，因此需要进行永久透析。仅此一项就可能严重影响一个人的生存质量，戴维需要定期到医院透析室或者在家里采用不同的技术进行透析治疗。这也意味着戴维的寿命会大大缩短。

预立医疗自主计划怎样才能顾及如此复杂的情况呢？有没有可能制订一个计划，将这种具体的可能性添加到重病老人可能发生的所有其他并发症中呢？戴维一开始就选择了动手术，在这种情况下，换作我们其他人也会这么做。但是当时他正深受并发症困扰，疾病造成的结果是，他难以参加进一步的决策。此外，虽然他的症状很严重，但他还是有可能平稳康复，甚至能回家再过上一段为时不短的康复生活。当然，他还可能会因此经受其他并发症的打击，比如中风，由于供血不足而出现肠坏死，或者严重的心脏病发作。也许预立医疗自主计划应该用一些通用的术语来表达，比如："如果潜在可选的治疗措施可能引起严重的并发症，我就不会选择接受进一步的积极治疗。"然而，如果有潜在生命威胁的并发症能够被有效控制，而且有可能实现完全康复或者接近完全康复，那又该怎么办呢？在某个阶段，戴维的病情是如此严重，因此医生们认为他离世的可能性很大。可他还是活了下来，但他的身体状况将彻底改变他的生活，他有可能会因为要在这种情况下生存而感到后悔。

我在这里提到这些可能性，只是为了让大家注意到在现实生活中应用预立医疗自主计划时可能存在的不足之处。这不是说人们应该放弃这样做。恰恰相反，即使你很难预料到你失去决策能力时可能面临的所有状况，预立医疗自主计划还是能发挥重要的作用。

最重要的是，它意味着你已经与自己信任的人讨论过这个问题，即使只是使用了一些笼统的措辞。万一有一天你真变得无能为力，你的亲人们将不会被迫完全由他们自己来做出这些决策。否则，哪怕只有一点点希望，他们也很可能选择进行积极治疗，但这未必就是你的愿望。我们这些在重病特别护理科室工作的人，对病人家属们的痛苦和内疚可谓司空见惯，他们必须设法来推测你本人的愿望可能是什么，而不愿意说"这不是他们想要的——我建议还是放弃所有的积极治疗吧"这类话，因为他们不想被人看作冷血动物。

罗伯特是一位83岁的老人，一直和妻子一起独立生活。有一天在换灯泡时，他从梯子上摔了下来。对老年人来说，跌倒可能会是致命的。罗伯特的肋骨断了好几根。如果没有采取人工通气的话，罗伯特可能已经死亡了。

在 ICU 里，他有三天全靠人工通气设备呼吸。五天后他出院了，他的身体状况和发生跌倒以前差不多，不同之处是他的妻子从此将不允许他再爬梯登高了。如果他此前已经制订了预立医疗自主计划，声明永远也不愿意进 ICU 使用人工通气设备，那他这次可就没命了。同时，跌倒和入院治疗都是病人身体状况下降的有力预测因素。

以上这些病例只是强调很难把预先医疗指示涉及的每一种情况都说明白。这样的复杂性几乎是难以用语言来表达的。

制订预立医疗自主计划的一些技巧

- **预先医疗指示的作用**。重要的是要记住，预先医疗指示只有在你的认知能力不足以让你清楚地表达自己的期望时，才是必要的。
- **不能接受的生活状态**。努力定义清楚你认为什么样的情况是不可接受的，以及在什么样的情况下，你不希望接受任何类型的进一步的积极治疗，例如，在严重痴呆或者卧床不起，并且完全需要别人帮助时。
- **不进行心肺复苏（DNAR）或者拒绝心肺复苏**。通常人们认为提前声明当心脏停止跳动时你是否想接受心肺复苏是一件重要的事情。如果某人突然出现心律不齐，比如出现心室纤维性颤动时，恰好被有经验的人看到并及时采取了措施，心肺复苏可能会很有效。不过，当病人是因为癌症晚期等疾病或者仅仅是因为衰老而面临死亡时，心肺复苏是不会奏效的。而且对一个预计即将自然死亡的病人来说，心肺复苏不但几乎从来不会创造奇迹，甚至也不合常情。虽然非专业媒体对这个话题很有兴趣，甚至一些医院的医生也经常讨论这个话题，但这些讨论都没有切中要害。当对不进行心肺复苏或者拒绝心肺复苏的指导项进行考虑时，就是需要讨论病人临终问题的时候，也是需要在更广泛的意义上，对病人的临终过程的处置和管理问题进行讨论的时候。此时还需要考虑以下的问题：病人的预后情况；病情可能的进程；病人希望在治疗方面设置的限度；病人是否希望自己的临终过程由外界管理；如果要对这一过程提供支持的话，需要哪些支持措施；这样的支持措施是否能够获得；以及很多其他问题。如果病人同意，就可以填写这份不进行心肺复苏的表格，但也要清楚这场讨论中潜藏的那些更加广泛、更加重要的含义。

● **晚期病症。**当病人患上像癌症或者运动神经元疾病之类的绝症并且到了晚期时，可能就不希望进一步采取积极治疗手段了。当患上某些疾病以后，人的认知功能还是完好的，可以继续做出理性的决策。但还是应该写出自己的想法，以免发生一些复杂的情况，让你难以做出理性的决策。

● **发生意外时。**在任何手术或者治疗过程中，病人都可能会出现并发症，让康复无望。如果发生了这样的情况，根据发生并发症的程度以及它对你未来健康状况的影响，你也许希望按照以下的步骤采取行动：

　－ 不再进一步提高积极治疗的程度；
　－ 继续提高积极治疗的程度，直到非常容易出现不良结果时再放弃。
　－ 继续进行治疗，直到虽然全力进行了积极治疗，但病人的身体还是一发不可收拾地垮了。
　－ 接受即使能够活着出院回家，生活质量也很有可能变得非常差这一结局。

● **出院后的生活品质。**当人越来越年老体弱时，肯定会遭遇某种健康威胁，比如严重危及生命的感染和跌倒，使病人可能需要被收入 ICU 并接受生命支持才能存活下去。然而，在很多情况下，你对此类支持措施的需求可能意味着你的生命能量正在下降，并且如果没有积极的干预措施，病人就可能活不下去。即使你能活下来，当出院返回社区以后，还是有证据表明，你的生活质量会大打折扣。你可能希望在你的预先医疗指示中加上一个一般性的陈述，可以用下面的句式来表示在这种情况下你希望怎么办："当我患上严重的疾病，需要生命支持，或者需要反复住院治疗，而且我的生命质量可能严重下降，我对别人的依赖大大加重时，我……"

● **预先医疗指示应该是一份动态文件。**由于多种原因，预先医疗指示在有生之年可能需要一些改变。你的身体可能会疼痛难忍，活动能力会下降，而且可能发展到非常难以接受的程度，因此你可能希望调整自己的预立医疗自主计划，希望把拒绝进一步积极治疗的门槛再降低一点。或者相反，你感觉原先认为不可接受的生活状态，现在通过对自身进行调整变得可以接受了，所以现在希望更主动地尝试一些积极的医疗措施来保住性命，即使这种状况是在年轻时或者身体健康时感觉难以接受的。

- **听取专业意见**。如果可能的话，在制订自己的预立医疗自主计划时可以请那些具备医学知识的人来协助自己，家庭医生就是最理想的人选。他们能够识别出一些技术问题，并在必要时把一些选择转化成医学语言来表达。

- **经济和个人方面的计划**。在完成关于医疗方面的生前遗嘱的同时，把具有持久效力的委托书文件一并完成是很明智的。与前者类似，它要包含经济方面和个人方面的一些期望。"欺负老人"在世界范围内都变成了一个普遍的现象。有些人在为你进行老年阶段的财务规划时，想要利用你能力衰退这一情况来占你的便宜。尽量和自己信任的家人或者朋友共同探讨这个问题，以免未来出现矛盾，导致关系破裂。

- **"如果康复希望不大，就不要孤注一掷"**。如果还没有抽出时间针对自己的期望做出一份更复杂的文件，甚至也没有做出一份简单的声明能让医生了解自己的想法和期待，那就把这句话写在一张纸条上，签上名字，放在钱夹里。

- **把自己的想法录制下来**。把你的想法录制下来是个好主意，音频和视频都可以，录制时可以让家人或者其他自己信赖的人陪在身边。如果哪天你失去了决策能力，这很有可能会给你带来很大的帮助。因为这样一来，医院治疗团队更能感受到你的期望。

向前看

预立医疗自主计划对于个人来说很重要，因此我们提供医疗保健的方法也需要据此进行再调整。目前的医疗保健大致分为预防、治疗和康复。在一个新的时代，应该用系统性举措来应对老年人群和以患者为中心的生命末期护理。对医疗保健服务体系的部分重组将包括打破现在各自为战的管护格局，因为在现有的格局下，病人难以打破全科医疗、医院治疗和社区医护方面的界限，也难以得到协同性的跨界服务。这些部门之间通常难以很好地沟通协调，患者常常顾此失彼。为了纠正这一弊端，我们应该针对病人的需求建立起目标统一的一揽子方案，把社区、护理、辅助医务、救护车、医院和专家医疗服务全部整合起来。这些系统还包括为病人的护理者提供支持和临时看护服务。

总的来说，考虑到病人在生命临终阶段可能出现的各种临床状况，很难把他们的所有需求都整合在一起。对于挑剔的律师来说，当将意愿转变为临床决策时，预先医疗指示总是难以完美无缺。把你的希望用更宽泛的语句表达出来也许更可取一些，不要试图把所有的医学可能性以及在各种状况之下自己的选择都写下来；而是要尝试对你自己能接受的、在健康方面对他人的依赖情况和可接受的生活质量提前进行预计。一个以病人为中心的灵活的方法，能确保尊重病人的自主权力。在如何表达自身意愿方面，有很多针对如何建立预立医疗自主计划和预先医疗指示的指导性意见可供参考。要想到病人亲属在病人没有建立预立医疗自主计划的情况下，被迫为病人进行决策时可能出现的一些潜在问题。

在决定需要什么样的医疗保健服务时，病人的自主权是其基本权利。没有理由否定病人自主选择医疗保健服务的权利。对于年老体弱病人的预后状况以及其未来健康状况可能的发展轨迹，社会各界应该获得更加充分的认识。这会确保病人的预立医疗自主计划建立在更可靠的数据基础之上。对那些没有建立明确的预立医疗自主计划的病人而言，目前的医疗系统实际上使得他在生命末期接受的治疗并不符合自身的意愿。这既给社会造成了很大的损失，也让病人因无效的治疗而备受煎熬，这与病人的愿望是背道而驰的。

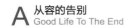

给政府和医疗保险服务提供者的一点建议

政府和医疗健康服务提供者可以采取一些行动来更好地满足临终病人的需求。他们可以先把癌症和痴呆这类病症的治疗研究资金转到对临终病人的预后情况进行更准确的识别方面；应当建立起这样一个体系，在判断出病人的预后情况后，马上坦诚而富有同情心地告知病人实际情况，之后看病人在掌握了相关知识和信息后会做出怎样的选择，看与病人的选择相关联的服务是否到位。

另外，对于虚弱的老年人和那些疾病晚期病人，政府和医疗健康服务提供者可以按照其愿望为其提供服务。一开始这可能需要较大的开支，但很有可能发生的情况是，一旦开发出这样的服务并成为病人可行的选项，对昂贵的急诊医院的服务需求就有可能下降。但是，在没有建立起符合公众需求的替代性支持措施之前，停止急诊医院的服务将是错误的。公共卫生健康运动（类似于成功的预防医学活动，如抗击艾滋病、禁烟和要求系安全带）应当受到鼓励，鼓励以一种更坦诚、透明的途径为那些年迈的人和临终的人提供更加实用的帮助。而且我们也应该确保法律和医疗实践是一致的，保障这些人的愿望能得到尊重和实现。

17

丹尼斯的声明：一份临终关怀计划的出炉

我结婚很晚，我的妻子芭比·巴拉斯（Bobbi Ballas）是一位已经在澳大利亚居住了40多年的美国人。对于黄昏恋，人们往往着墨不多。人们对这件事情的想象就是两个人相敬如宾；双方之间的关系有友谊的成分，还混杂着一些古怪有趣的事情；双方都对一些与老人相关的趣事感兴趣，比如种种花草、打草地保龄球、阅读，以及其他一些人们认为在退休后应该干的事情。人们很少会写到热情、兴奋，以及分享新的、前所未知的东西之类的事情。但是，在遇到芭比以后，我感觉眼前打开了一个崭新的世界。我们两个家庭都从中受益了。我们有相似的童年生活经历——两个人的家庭都不够美满和谐。这让我们两个家庭的兄弟姐妹们一下子就找到了彼此之间的联系——同样充满温情，为人宽厚，带着点黑色幽默并且极其忠诚。各自对对方家庭的爱，拓展了我们的婚姻关系。

在我认识芭比的时候，她的姐姐丹尼斯的运动神经元疾病已经很严重了；这是一种残酷无情的疾病，能够引起肌肉萎缩，如果患者活得时间足够长，最后就会完全瘫痪。它也会影响控制吞咽的肌肉，最后病人的肺会失去保护，食物和液体就会被吸入肺中。通常，当疾病发展到最终阶段时，肺和胃之间的横膈膜就会瘫痪，呼吸就难以进行下去。从某种意义上来说，这个病最残酷的一点是，在病情的整个发展过程中，你的头脑始终是清醒的，病人会眼睁睁地看着自己由呼吸阻塞发展到难以呼吸。

幸运的是，当我第一次见到丹尼斯时，她的身体肌肉功能尚可，她还可以拄着拐杖到处走走。慢慢地，她的病情发展到只能坐在轮椅上，上肢的绝大部分功能也失去了，只剩下一只手还残留着一点功能——仅能够操控轮椅上的按钮。如果说世上还有英雄的话，那么她的丈夫保罗就算得上一个——他献出了自己的一生来帮助丹尼斯进行自我调整，以适应这一病症逐渐发作的过程。他要负责做饭、操持家务，还买来一辆轿车并进行改装以便能够把她的轮椅装进去。他要给她清洗、穿衣，还要搬她上下床和轮椅。这对他们两个人来说都很不好受，因为他们都曾经是骄傲、独立、勤劳的人。

当我在一次探亲结束就要返回澳大利亚的前夕，我向他们承诺说，如果他们需要为丹尼斯安排临终关怀的事情，我可以专程回美国一趟，给他们提供一些帮助。他们只顾盯着应对日常生活的挑战，为了让她生存下去，无论需要应对什么样的变化，他们都需要去努力适应。他们还没有来得及为她的后事做准备。

当保罗再次联系我时，我回到澳大利亚已经大约四个月了。他问我能不能飞到俄勒冈去帮助他们应对丹尼斯生命的最后几个月。

病人由于停止进行积极治疗和不再升级医疗举措而在ICU病房里离世的情况，我已经司空见惯了。从同事、病人以及病人的看护者那里，我学到了不少东西，知道如何以坦诚且富有同情心的态度，与他们讨论病人的死亡及弥留阶段的事情。不过这和在社区中与病人的密友和亲属一起规划病人的后事是不一样的。在离开澳大利亚之前，我也听取了一名姑息治疗专家的意见。她重点强调的是，如何把努力多活一段时间和努力完成其他有价值的事情区分开。要问问丹尼斯本人，如果去日无多，对她来说最重要的事情是什么。我应该努力去了解是哪些因素导致了病人的焦虑，比如是金钱、身体疼痛、气短、感到窘迫，还是舍不得保罗在这段时间为自己受累。我应该问类似下面的问题：你知道自己这种病的预后情况吗？这对你想要的生活会有什么影响？你最关注的问题是什么？当你自己失去决策能力以后，你希望谁来为你做主？你希望自己的最后时光如何度过？在权衡得失之后，你认为什么样的结果你能够接受？

在具体面对丹尼斯的情况时，我想我能扮演的角色就是听听她的想法，给她提供一些关于这种疾病发病过程的信息，这样一来，她和保罗的期望就能与发病过程中可能出现的实际情况相符合。然而，这毕竟是在美国而非澳大利亚，我不知道哪些做法可行及其经济成本如何。我清醒地认识到，由于病人临终阶段所规划的治疗方案不得当，很多美国家庭人财两空、陷入了破产境地。然而，在对丹尼斯的各种选择及其后果做了大致估计后，我认为我们大概也会步此后尘。

我一赶过来，保罗和丹尼斯就想和我谈正事了。我们一致同意把他们的这个计划称为"丹尼斯的声明"。对有关问题和具体的情节，我们进行了反复的讨论。两天之后，我们完成了这份声明，次日就可以带着这份声明去和丹尼斯的家庭医生会面了。

丹尼斯的声明

- 丹尼斯认为自己留在人世的时间已经不多了。

- 丹尼斯想在自己的家中告别人世。

- 在今后的几个月里,丹尼斯想尽可能多地待在自己家中。

- 如果情况允许,她希望家人能来探望自己,当然她会牢记自己很容易感到疲劳。

- 保罗和丹尼斯都希望家人能够通过电子邮件及时掌握她的病情。她的女儿朱莉会起草关于她最新病情的邮件,然后经过保罗和丹尼斯同意后,在第一时间发给所有家庭成员。

- 丹尼斯希望能够缓解由于瘙痒、疼痛、气短和过度忧虑引起的痛苦。

- 在可能的情况下,丹尼斯希望保持神志清醒,即使她会因为使用缓解痛苦的药物而昏睡。

- 与保罗和她自己有关的所有讨论,丹尼斯都愿意参与。

- 如果丹尼斯失去知觉,那么她的愿望由保罗负责落实。

- 当死亡临近时,丹尼斯希望自己的亲人能和自己在一起,亲属何时到来要视丹尼斯身体衰竭程度而定。

- 丹尼斯希望自己的骨灰能够由自己的兄弟凯利撒到鲑鱼河中,他们童年时曾一起在河中嬉戏。

其他不测之事

人工通气

在住院过程中,无论在何种情况下,丹尼斯都不希望施行气管造口术,或者使用任何种类的呼吸机。

胆结石

丹尼斯有可能因为较大的结石堵塞胆管而出现与以前一样的症状,

例如，出现剧烈疼痛，可能会引发胆道感染和胰腺炎（靠近胆道的胰腺发炎）。在这种情况下，她有两种选择：第一种是在家接受治疗，结石有可能排出来；第二种是到急诊医院入院，尝试采用其他方法把结石拿出来。如果通过手术能够解除痛苦，那么她愿意在医院里接受治疗。

感染

像丹尼斯这种情况，可能面临着几种感染，包括尿路感染、肺炎和与胆道相关的感染。

丹尼斯知道感染有可能会夺去她的生命，抗生素也许暂时抑制住了感染，但是导致感染的潜在原因仍然存在。例如，当她的横膈膜衰弱以后，她就难以有效地咳出痰液。

丹尼斯决定，在发生感染时，她要使用抗生素。例如，当她还相对健康时，她可能会选择在家里医治炎症。在未来的某个时刻，她可能会弃用抗生素。

饲管

虽然丹尼斯还能比较有效地利用她的吞咽肌和声带肌，但是在发病过程中，她的生活自主性下降，与世界联系的方法减少了许多，尤其是在活动方面受到的影响更大。她的听觉和视觉正常，但是她也想保留住良好的味觉带来的乐趣。很明显，这是一个风险和收益之间的取舍问题。丹尼斯想把使用饲管的决定尽量推后，有可能希望在最后时刻再来做决定。

丹尼斯和保罗也想到了安乐死。安乐死在俄勒冈州是合法的。我们经过讨论也想清楚了为什么这个选择可能并无必要，因为气短和身体疼痛通过药物能够得到有效的缓解，并且丹尼斯能够按照自己的需要自主服药。

次日，我们三个一起与丹尼斯的家庭医生见了面。当介绍我的身份时，他们说我是他们的亲戚，也是澳大利亚的一名医生。家里有这么一位医生，有时候是很有帮助的，但是医院负责给病人治疗的医生对我不是十分信任。我努力让她感到安心，并补充说，我是一名重病特别护理专家，主要是出于亲情来参与此事，我也许能够把一些医学上的问题转变成他们可以清楚理解的生活语言。

保罗读了这份声明，因为丹尼斯很容易感到疲劳。很难准确地说清楚，但我认为这位家庭医生开始看起来对此有些好奇，但很快就变得厌倦和不耐烦起来。

当保罗读完以后，我们都看着这位医生。她说："简单、完美，医疗保险体系覆盖的临终关怀把这些都包含在内了。"

我当下的反应是强调丹尼斯已经决定不到临终关怀医院去了。这位医生随后向我解释说，"临终关怀"这个词指的是一系列以病人为中心的治疗，而不只是一家机构。这种照料包括：进行姑息治疗的护士每天上门探望；每周有理疗医生、职业治疗专家上门治疗，其中包括一位音乐治疗师将每周上门给丹尼斯弹奏一个小时的竖琴！

除此之外，还有更多的服务项目。保罗可以把丹尼斯送入当地医院进行临时看护。临时看护的选择次数没有限制，但是一次不能超过五天。

这位医生递给了我们临终关怀的相关表格，供我们参考。基本上，临终关怀适用于那些估计存活时间不到六个月的病人。只要病人的状况持续符合这样的医学评估，这种关怀服务也可以延伸到六个月以上。而且，都是免费的！

临终关怀计划总结

临终关怀计划的管理由美国老年人医疗保险体系负责,但资金需要保罗和丹尼斯的医疗保险出。当病人被列进临终关怀计划以后,只有先终止这一计划,他的那些晚期病症才能转而得到积极的治疗:对丹尼斯来说,这不是真正的问题,因为运动神经元疾病就没有明确的积极治疗方案。即使有积极的治疗方案,病人还是能够进入临终关怀计划,并可以在必要时终止它。

临终关怀计划包括:

- 一周 7 天 24 小时上门护理服务,电话随叫随到。
- 一周 7 天 24 小时医生电话随叫随到。
- 预约护理探访,无限次,按需提供。
- 在进行首次物理疗法评估以后,按预约提供后续服务。
- 在进行首次职业治疗师评估后,按预约提供后续服务。
- 在进行首次社会工作者评估后,按预约提供后续服务。
- 按需提供牧师服务。
- 语言治疗师评估以及后续服务。
- 饮食咨询。
- 音乐家演奏服务。
- 在家中接受按摩服务。
- 有人来帮助洗澡,换床品——一周两到三次,每次长达四个小时。保罗可以利用这段时间去购物或者做其他杂事。
- 经过训练的志愿者来帮忙,提供抬人抬物、临时看护、购物、洗澡、穿衣等服务。
- 当地医院可以对病人进行临时看护,以便让看护者能够休息一下。单次看护期最长不超过五天,但是次数没有限制。当保罗的状况不是太好或者就是需要休息放松一下时,他可以利用这个福利去参加一些需要出城的特殊活动或者去探亲。
- 为治疗疼痛、气短、焦虑、肌肉痉挛或者其他不适感,无条件提供药物。药物可以到药店取,或者由药店递送。护士会和保罗、丹尼斯一起敲定用药剂量、服药频次等。药物以最低价格或者无偿提供。

- 为病人无偿提供合适的设备，包括轮椅、步行器、升降器，还有绷带、导尿管等。

丹尼斯的家庭医生会指导整个关怀计划的落实，但是她会和一个由相对具有自主性的护士、志愿者和其他健康专业人员组成的团队一起工作。为了保持连续性，为丹尼斯进行姑息治疗的护士不会超过两个人，她们两个人会相应地安排好各自的作息时间。丹尼斯及其看护者在任何时候都可以打电话向护士紧急求助。负责为丹尼斯进行临终关怀的团队成员每两周会碰一次面，讨论之后两周的工作，并制订护理计划。这个团队也包括药剂师、法律顾问、家庭健康护理人员以及志愿者。整个临终关怀计划体系是围绕病人的需要建立的。通常来说，临终关怀、向病人提供的服务都不是诊断性的或者治疗性的，除非这样做能够提高病人的生存质量。

丹尼斯签字同意了这个计划。第二天，负责姑息治疗的护士贝姬就来了。她一下子就赢得了保罗和丹尼斯的信任。她坦诚、直率、热情而又幽默；她没有回避任何问题，甚至还针对即将共同实施的这项计划提出了自己的一些看法和建议。

这是劳斯莱斯级别的服务，完全可以和北欧国家以病人为中心的社区健康体系相媲美。要知道这里可是美国，是"利润挂帅"理念的大本营，也是世界上健康服务体系运作最低效的国家之一。

有趣的是，绝大多数美国病人在他们的病情发展到尾声时，才被建议接受临终关怀计划。对于传统的积极医疗管理的价值，很多医生都过度乐观。进入临终关怀计划的病人中有三分之一在入院七天后就会死亡。拒绝参加这项服务计划的原因是复杂的。病人、照护者，还有负责治疗的医生，可能把这样做视为对病人的放弃。也可能因为在这样做时，初级医生报销时会很困难。在美国，治疗成本是个复杂的问题，因为会牵涉很多部门。当医生去报销时，经常难以足额报销，或者还会有延迟。病人和医生不愿采用临终关怀服务可能还和这个术语给人的糟糕印象有关系：不是强调当病情发展到这一阶段需要采用不同的护理方法，而是意味着对病人"再没什么招儿可用了"。

临终关怀这个概念是怎么出现的呢？是出于同情？是为了实现让所有人平等地得到标准的关怀服务的承诺？也许这个体系间接地达到了这些目的，但建立它主要还是因为这是一个最有效的投入模式。美国老年人医疗保险制度规定，得到临终关怀服务的病人必须放弃其他可能延长其生命的医疗福利。

这种模式不包含昂贵的化疗、放射疗法，以及病人在其生命最后六个月在 ICU 内接受生命支持治疗，在 ICU 内进行以治愈为目标的积极治疗已经不再被视为合适的选项。换句话说，在临终关怀服务之下，在疾病末期，设法延长病人的生命已经不可行了。有趣的是，在一次针对疾病晚期患者进行的著名研究实验中，接受全部积极治疗与在接受积极治疗的同时再加上临终关怀服务相比，后者的存活时间更长，而医疗成本却更低。在实验中，很多病人感到积极治疗并没有发挥太大作用，他们需要得到更切合实际的、更加具有支持作用的护理。

就丹尼斯的情况而言，化疗、外科手术或者放射治疗这些医疗措施都没有什么疗效，也没有什么益处。病人也坚定地认为，在生命最后的日子里，她不想做气管造口术，也不想靠呼吸机维持生命。

在我回澳大利亚的前一天晚上，丹尼斯、保罗和我以及丹尼斯的兄弟姐妹们吃了一顿饭。饭后，我宣读了丹尼斯的声明，并解释了她为什么想用临终关怀服务。然后我们又讨论了在处理她的骨灰时大家如何一起合作，骨灰应该撒到哪里，以及其他一些只有一个组织能力强的老姐姐才会想到的细节问题。随后，我们吃了一点吐司面包，喝了一点红酒，就结束了这几天的工作。这是我人生中经历的最令人难忘和最令人满意的几天。

后来，丹尼斯又活了九个月，临终关怀计划提供的那些服务项目，除了竖琴弹奏，其他的她都享用过了。虽然她的死亡让我们所有人都很悲伤，但我们很欣慰她是在完全知道自己命运的情况下，度过了人生最后的几个月时间。她所接受的这种由专业人员提供服务的护理模式，适用于我们每个人。她离去的时候没有痛苦，并保持了尊严。

18

临终病人需要新的医疗体系

重病特别护理专业在发展过程中，有很多教训值得吸取。人们发现，针对功能正常的肺设置的呼吸机会破坏病人虚弱的肺。针对病人更虚弱的肺，医院通常会向病人提供更弱一些的呼吸气流。现在，医院鼓励病人进行自主呼吸，呼吸机也已经发展到能够感知病人呼吸强弱的水平，以便在最合适的压力下，向病人提供额外的呼吸支持。对肾脏功能衰竭的病人持续进行血液透析是可以办到的。可以在病人靠近心脏的位置插上特制的导管，向病人输送特效药以支持其心脏和血液循环。像体外膜肺氧合（ECMO）和主动脉内球囊反搏（IABP）这样的复杂设备也可以用来支持血液循环。同时，对于所有重病患者还有一些通用的护理要求，如进食、防止肾动脉血栓形成、镇静和止疼。

随着重病特别护理专业的发展，越来越多的药物和介入手段让医生们能够支持病人身体的很多功能，直到病情减轻。想一想 ICU 里维持人体存活所需要的最低程度的机能，我们会觉得很有意思。理论上说，当你处于重病状态时，肢体是没有用的，而肾脏、消化系统、心、肺都可以由机器取代，就剩下肝脏和大脑还在工作——也许下一步就能解决它们的问题。

重病特别护理专业的发展几乎注定只能发生在医院的四壁之内，在特别设计的区域内才能实现。ICU 不光要容纳生命维持设备、监视器和其他设备，也要为专科医生和护士们发挥作用提供方便。这样，本专业才能逐渐发展、成熟，慢慢确立起其正统地位，并被其他医学同行所认同。

随着时间的推移，人们认识到，重病特别护理对延长病人的生命很有用。很少有病人会突然死在 ICU 里。积极治疗措施的减少和回撤的结果就是，90% 以上的病人肯定会死亡；然而，在医院的普通病区，一些本来可以预防的死亡和严重不良事件仍然保持着较高的发生率。在急诊医院中，绝大多数潜在的可预防的死亡和心脏停搏状况，都会写进病人的病情记录。

这两种医院之所以在护理质量上存在不同，有很多原因。ICU 中的病人都处于严密的监控之下，并且在高技能医生和护士的配备上都采用了很高的人员编制标准。在急诊医院的普通病区，住院的病人数量变化不定，这个情况对病人生命安危也会产生负面影响。很多病人都已风烛残年，各种慢性病缠身，都需要进行复杂的具有潜在风险的手术治疗。其结果是，在很多国家的医院里，重病特别护理部门的医务人员在全院发挥了快速应急反应体系的作用。

这些体系都有两个共同的元素。一是通过观察反常的生命体征，如血压、意识水平、呼吸频率和脉搏，来识别处于危险中的病人。还有一个重要的附加标准是"担忧"。护理人员首次被授权时，会被鼓励当他们担忧病人的安危时，可以呼叫紧急协助。二是一旦病人反常的生命体征被识别出来，他们的求助就能得到快速响应，而且响应人员的专业水准要满足救治病人的需要。

这并不是说需要什么尖端医学。在病人心跳停止或者出现其他严重症状的情况下，与其因为等待高级专家的到来而坐看病人死亡，不如通过可信而全面的有关病人的信息来判断病人的状况，并由掌握可靠技能和经验的医生来对病人进行紧急处置。这个体系绕过了在医院中可能已经存在超过几十年的层级结构，是围绕病人的需求而设计的。

在重病特别护理专业刚出现时，它对病重患者进行的不同以往的治疗方式曾经遭遇过抵制。在 ICU 建立之前，急诊医院的内科专家们认为他们在普通病区给病人提供的治疗服务是最优的，没有别的方法可以替代。我们中的许多人都还记得在医院里建立重症监护病房（这样小小的区域能够提供普通病房根本不可能提供的医护手段，以维持病人的生命）所付出的努力。收治病人的医生经常拒绝把病人的医护责任转给其他医生，再加上政治、地域和经济问题的影响，这个问题会变得更加复杂。有一个通行的说法是，我们需要做的是把收治病人的医疗团队成员培训好，而不需要建立这些昂贵的 ICU。虽然如此，在重症监护病房照顾重症病人还是慢慢变成了一个被广为接受且没有争议的做法。

和挽救生命、防止严重并发症同样重要的是，无论应急响应体系在哪里实施，它的概念都暴露了急诊医院存在的一个重大问题。这个体系的原本设想是及早发现重病患者和病情恶化的病人。这样的话，应急响应体系就有很大的希望阻止死亡和严重并发症的发生。但人们没有彻底想清楚的一件事情是，这也能发现那些面临自然死亡和预计会死的病人。很显然，这样的事情通常会发生。如果不是由医院的快速响应体系在病人病情恶化的某个时点将其识别出来，无论是一个完全有希望恢复健康的病人，还是一个自然走到生命终点的病人，都可能死亡或者心脏停跳。

一个能显著降低病人死亡率的体系是相当打动人心的，但同样重要的是，这个体系揭示出一个严峻的事实，即在急诊医院中有大约三分之一的快速响应请求来自那些正走向生命终点的病人。换句话说，那些在急诊医院中的临终病人，是直到病情严重到需要向那些职责是治病而非诊断和抢救死亡的医护人员紧急呼叫时才被识别出来的。这类病人的数量惊人。在一家教学医院，每天可能会有六个这样的求救电话，这意味着每天会有两个或者每年会有700多个这样的病人，他们在生命即将走到终点，但直到他们弥留之际，人们才认识到这个事实。

可以这样说，如果说一个病人的病症有经过验证的可靠的治疗手段，那么他进入急诊医院进行治疗是合理的；但是对一个年老体衰的病人来说，那些临床症状已经不太可能逆转，所以应另当别论。在医院工作的医生们在这方面会产生严重的判断失误。这也许是因为他们没有得到很好的培训，或者是因为他们认为这意味着他们自己的失败，所以不愿意进行讨论。或者也可能仅仅是因为他们很难识别临终病人，难以断定什么时候需要与病人以及他们的看护者进行讨论，也不知道何时需要设定不同的护理目标。

显然，这一需求问题亟待解决。围绕识别出临终病人这一需求而开展研究是非常必要的。然而，与应急快速反应体系一样，围绕病人的需求建立起一套体系也有着迫切的需要。

这不仅要求现有的医院人员在行动上进行调整，还要求建立起一个由掌握适当专业知识和技能的医务人员组成的体系来快速响应病人的需求。这些医务人员要有能力与病人及其看护者就病人的预后情况和期待的治疗前景开展坦诚的沟通。诸如对症治疗、看护场所、对病人及其看护者提供支持之类的重要问题也需要被纳入讨论。

同时，那些年老体虚的病人，要谨慎选择到急诊医院治疗，因为对于正接近生命终点的病人，此类医院没有太多可以采取的举措，或者通常不愿意聆听患者的希望是什么。更清醒的认识是，它们甚至未必对自己在这方面的不足有深刻的理解。

19

破除关于衰老、死亡和临终的禁忌

衰老、死亡和濒死是新的禁忌。我们只能压低声音进行讨论，就好像这并非不可避免的事情。就像性话题在 19 世纪的处境一样，衰老这个话题也只能在紧闭的大门之内谈论，而难登大雅之堂。在进行这样的讨论时，我们不光会使用一些老套的术语，还尝试用一些蹩脚的幽默来调剂。

纳尔逊·曼德拉（Nelson Mandela）晚年在医院里度过了很长时间，忍受了许多徒劳无效的医疗尝试，目的是延缓不可避免的衰老，以及与之相随的死亡的到来。如果说世界上有人在得到开诚布公的解释之后，就能以体面、接纳的态度面对真相，那么曼德拉肯定是个中翘楚。有一个庞大的产业致力于与衰老角力，它叫卖抗衰老的面霜、药物、手术以及生活方式。但如果不承认在用尽十八般武艺之后，衰老还是会降临，那看起来就不免荒谬了，死亡和临终也是如此——在很多情况下，这是衰老的结果，我们最终都会走到这一步。因此，我们还是开始把这样的事情纳入议题吧；这不是自找悲伤和郁闷，而是为了以诚实和现实的态度把对衰老、死亡和临终的思考整合进我们的日常生活中。当我们亲眼看到自己的身体一天天老化时，不应该因为安静地沉思死亡可能正在逼近这件事情而感到羞愧和窘迫。

在美国前总统奥巴马的领导下，美国在 2009 年尝试彻底检讨其医疗体系，当时，有关衰老、死亡和临终的禁忌问题变得非常突出。关于新体系的提案包括这样一个条款，就是对那些与患者讨论过临终问题的医生给予补偿。就像我在前几章中曾经解释过的，美国的医疗体系在很大程度上建立在为服务付费的基础之上。换句话说，医生是看钱干活的。医生做得越多，得到的就越多。因此，我们不必对以下现象感到奇怪——已经走到生命最后阶段的老年病人会被医院收治，然后再被从普通病房送进 ICU，在那里他们会被接上生命支持设备，并在临终前的几周或者几天内，被采取昂贵的医疗干预措施。医生对患者所做的一切都可能是为了获利，而并不一定是为患者考虑。在这样的体制之下，积极地延长患者的生命虽然结果徒劳但报偿是丰厚的。相比之下，坐下来与病人和他们的照护人一起，静等病人辞世是没有报偿的。

奥巴马的新体系尝试通过付费方式鼓励医生用一个小时的时间来和病人讨论临终计划，以此来矫正上述弊端。与对临终病人采取手术手段或者干预措施的开销比起来，这样的临终计划所付出的成本只是前者的一小部分，但这只是一个开端。这样的计划仅仅鼓励医生围绕预先医疗指示一类的选项讨论病人的愿望，并据此进行补偿。当有 70% 以上的人想在家里辞别人世时，这样的做法就算不上合理了。

旧医疗体系对大型医药公司、医生和其他所有提供私人卫生保健的人是有利的。它不是围绕保护患者及其照护者的利益来设计的。建议中的改革会威胁到上述这些相关方的利润。在这些既得利益者们的重金支持之下，一场反对改革的昂贵且战场辽阔的阻击战随之打响。

阿拉斯加州前州长、共和党人萨拉·佩林（Sarah Palin）给了医疗体系改革致命的一击（原谅我使用了双关语），她用"死亡评判小组"（death panel）一词来抨击这个计划。她贴的这个标签一下子不胫而走。新计划的反对者们把这种补贴描述为对老年人的恶毒袭击，声称其目的是告诉人们如何来结束他们的生命，而且这将导致由政府发起的安乐死，身份不明的官僚们组成的小组将决定谁生谁死。老年人将被政府处死，这和纳粹德国有得一比了。在这块"自由的土地"之上，病人及其照护者居然不被准许进行这一应该算是关于他们的生命最重要的讨论，真是令人感到讽刺。对于离世的方法的选择仍然掌握在这些既得利益者手中。本应属于个人的权力和选择却被这些从老年人身上获利的人掌握着。

在美国，除了上述行业将因为这个建议中的卫生保健修正案而损失利益之外，它也因为提醒了死亡是每个人不可避免的命运而不够讨喜。它挑战了人们深植于心的信念——随着现代科技奇迹般的发展，人们终将战胜衰老和死亡的威胁。咨询费被从账单中移除了。"死亡评判小组"这个术语几乎把整个法案和所有其他改革措施打得人仰马翻。

人总会死亡的事实不仅仅在美国引发了人们恐惧的情感反应。针对临终患者的利物浦护理路径（Liverpool Care Pathway，LCP）组织出现在了英国的利物浦，它也许是世界上在管理临终关怀方面最为广泛地被人引用和接受的组织。这个组织的出发点是承认人总有一死，因此要创建一个特别的计划，以便让这些临终病人能在一个平静、有尊严、无症状的状况之下告别人世。

遗憾的是，由于媒体那些耸人听闻的宣传，这个计划被搁浅了。有一个报道声称，有个临终病人在他妻子不知情的情况之下就被收到了利物浦护理路径组织，而且连水和食物的供应也停止了。这看起来既是沟通的失败，也是推动这个系统运行所必需的资源的失败，更是这个系统本身的失败。利物浦护理路径组织的目标是给病人提供一个没有痛苦的、有尊严的告别人世的方式，但它必须以一种诚实而善解人意的方式向外界做出解释。很明显，它没有这么做，这是该体系的严重失误。要实施这样一个计划，需要教育、培训、基础设施和其他一些广泛的支持。如果没有这样的资源，那些在病床边忙碌不停的医生们就会更加注重在医院的普通病房中按常规方法对病人进行诊疗，而不是尝试去施行类似利物浦护理路径这样的复杂方案。这是不足为奇的事情。

利物浦护理路径在英国引发的媒体舆论与所谓的"死亡评判小组"在美国引起的风波相似。在一些不负责任的媒体的渲染之下，死亡和临终这个题目引发了矛盾、恐惧，并引起了轰动。很多媒体别有用心地歪曲了利物浦护理路径，尽可能地给它泼脏水。认为病症到了晚期的病人有这样选择的权利，以及临终病人不应该被人以错误的理由进行盘剥的谨慎而又公允的观点并不多，更不用说认为临终病人应该得到专业化和通情达理的关怀的观点了。

我在新南威尔士大学的团队正在开发一种能够预测老年病人临终过程的方法。这种测试被称为"合适的替代护理措施的筛选和分类标准（Criteria for Screening and Triaging to Appropriate Alternative Care，CriSTAL）"，这既是基于对作为病史一部分而提出的一些常规问题的回复，也是基于对血压和脉搏等人体生理机能的简单测量。它还包括测量病人基础身体健康状况的方法。我们相信，这种方法的主要优势就在于，便于临床上的实际应用。即使在这个研究的早期阶段，最重要的预测指标还是病人的年龄和虚弱程度。

当这一测试的细节被第一次公布时，即使是作为一个理论性的概念，我们还是像利物浦护理路径一样受到了媒体的狂轰滥炸。我们正在开发中的评估工具被看成了"死亡测试"。有趣的是，如果病人只有 23 岁，因患有脑瘤而无可救药，那么病人要问的第一个问题就是："我还有多长时间？"对于这个我们假设出来的患有脑瘤的年轻病人而言，CT 扫描和活检都不是"死亡测试"，它们是病人关键的预后指标。如果这些测试的结果被秘而不宣，那是不可思议的。当病人得知生命只剩下一年左右的时间时，这个信息所隐含的意义对病人和他们的照护者是至关重要的。这个患有脑瘤的病人会被允许知悉他的病情最终会发展到什么状态，也会被允许就如何面对死亡和处理后事制订计划。当然我们要承认，这会给人带来巨大的悲伤。如果对于那些年老体弱的病人，我们也掌握了类似的预后信息，我相信我们同样有义务将其与病人共享。与年仅 23 岁的癌症病人相比，对于接近生命终点的年老体弱的病人来说，这更不是一次"死亡测试"。在掌握了信息之后，我们研究工作的下一个步骤就是赋权病人及其照护者，让他们就如何度过生命余下的时光做出选择。那些年老体弱的病人也可能想再次入院治疗，或想采取复杂的医学干预手段，还是想在 ICU 里连接着呼吸机度过自己生命的最后几天或者几周时间。或者也有可能，如果能得到合适的服务确保他们没有太多的痛苦，他们的照护者能够得到专业支持并且能够得到社区提供的临时看护这样的机动性服务，那么他们也愿意在家中度过自己的弥留时光。

这个体系的初心是识别出那些去日无多的老人，与他们进行既坦诚又相互理解的讨论，让他们自己思考想要如何度过这段时光。这样一个体系的实施不会牵涉解开基因奥秘，不用开发昂贵的药物，或者采用复杂的医疗介入手段。花费数十亿计的资金在医用 IT 系统上并没有什么用，在病人照护方面，这样的系统总是鲜见实际成效。除了医疗方面越来越多的技术性方法外，仔细倾听病人会说些什么，让他们更多地参与到对自己的健康和生活方式的选择中，这样的方法也应该占有一席之地。

给病人及其照护者以选择的权利，满足了一个民主而温情的社会的所有愿望。拒绝给病人选择权，是对人的自主性的真正威胁。

这个关于年老、死亡和临终的话题应该得到公开的讨论，不管是对我们每个人，还是对我们这个社会，都益处多多。对于那些我们深爱着的正在变老的亲人，当我们讨论他们可以采取的不同选择时，应该少一点负罪感而多一些透明性。我们还应该更加心甘情愿地让这些年老体弱者参与讨论并做出自己的选择。我希望，这样的讨论能在人们生命的较早阶段进行，当然，也应该依据身体衰老的进展程度而保持弹性，因时而变。

目前在急诊医院对这些病人进行医护所花费的费用，应该转到以病人需要的方式对他们进行支持和护理上。同时，重要的是，还要避免把成本作为主要的驱动力。要提供更优质的社区支持，要更符合病人自身的选择。这也可能节约大量的卫生保健费用——是一个双赢的局面。

20
关于老龄化社会的沉思

人们总是不愿意直接讨论人的衰老和临终这个话题。不管人生的结局如何，人们都要直面衰老这一事实，丰富而圆满地度过一生，这其实是很有好处的。你仍然享受着自然界之美，仍然体会着人类世界的各种奇迹，仍然对那些在你心中占据特殊地位的人们保有一份爱。你的好奇心和想象力不会被岁月磨蚀。包括老年人在内，人们总是能适应自己不断变化的大脑，这让他们能够守住自己独特的个性。虽然头脑在老化，但发掘出其中潜在的不断变化的力量，并非不可能。

即使当我们意识到衰老就是走向死亡，我们也还是有时间来进行理性的深思，而且这并不一定会让人消沉。80 岁的奥利弗·沙克斯（Oliver Sacks）在得知自己即将到达生命终点时，向《纽约时报》道出了他的个人观点："我不能装作自己不害怕。但我最主要的还是充满感激之情。我爱过了，也被爱过了；我被给予过，也奉献过；我曾游历、思考和写作。我曾以一个写作者和读者的特殊身份，与这个世界交往着。最重要的，我曾是这个美丽星球上有情众生中的一员，曾是一个能思考的生灵，这件事本身就是一件极大的幸事和一场奇特的冒险。"

从某个角度去看，老人会给社会带来负担。在那些发展中国家，老人意味多一张嘴要吃饭，并且他们的一些日常活动也需要各种各样的协助。在某些社会中，老人一旦成为负担，就会被带到积雪覆盖的山上，在冰天雪地中死去。还有一些社会，人们会把老年人丢下后，继续迁移。有时候，为这些老人提供支持，会危及群体中那些年轻成员的生存。我相信，在这种情况下，存在很多类似的方法。

在发达国家以及所谓的文明世界中，与白雪覆盖的山峰相当的是一个发展繁荣的产业：退休村、养老院、老人之家和老年人护理中心。不管你怎么称呼这些地方，本质上它们都是当老年人成为负担，需要越来越多的照护，甚至是家庭成员难以提供的全天候护理时，而要被送去的地方。到了一定程度，老人需要更多的伺候才能获得安全，他们的基本需求才能满足。

入住养老机构经常要排很长时间的队，会给社会和个人带来很大的开销。那些付不起疗养院费用的人，他们的子女经常为谁应该承担多少而出现争执。

虽然那些善意的护工付出了许多努力，但老年护理中心可能还是一个非常凄惨的地方。举目所及，老人们不是坐在日光浴室中呆呆地盯着白墙，就是坐在房间中茫然地看着电视。当一个年轻的探望者走进来，尤其是当他们带着孩子进来时，老人们的脸上才有了些神采。他们会充满期待地盯着看，希望能得到问候，希望能聊上几句。

很少有人会期盼入住这样的地方。那些即将被送到这里的老人以前可能就有过把其他老年人送进这里的经历。当我们自己到了这一天时，我们才意识到了这背后的弦外之音：我们的生命快到终点了。

在这类机构里工作的很多护理人员都非常敬业，他们能够为老人们提供非常好的护理。然而，就像住在这里的老人一样，他们很多人还是想到别处去工作。在这个社会中，他们属于低收入阶层，对他们的杰出工作这个社会只是给了一些口头上的赞美：他们用爱和尊重呵护着这些老年人。

你可能会拖着不进养老院，直到没有他人的协助你就难以生存下去，但是你肯定会变得越来越依赖他人。开始时你可能只需要一点帮助，但只要寿命够长，你最终将会发展到卧床不起。很多开明一些的养老机构会把这一点考虑在内。你可以从较低程度护理服务区转移到躺在床上接受完全护理的区域。

年老后，你可能会向医生寻求帮助来改善的身体症状包括：跌倒、失禁、肌肉萎缩、力量衰减、视觉障碍、听力障碍、神志不清、虚弱、营养不良、行动困难和慢性疼痛。其中有些症状是可以通过一些方法来缓解的，比如使用助听器和戴眼镜。其他一些症状则将不可避免地变得越来越坏，并且难以通过医疗干预手段来缓解。

为了推迟这一天的到来，我努力尝试着每天都去游泳——大约游600米。开始时，如果不借助泳池中的阶梯，我就很难以从泳池中上去；后来，如果不借助阶梯，我就不能优雅地入水。我仍然能站着穿上裤子和鞋子，但开始变得不那么稳了，而且为了保持身体平衡，在穿裤子和鞋子时我需要蹦几下。用不了多久，我就会成为那些需要坐下来，慢慢地试着穿上每条裤腿的老年人中的一员。

人的衰老能够验证现代医学、饮食、锻炼、草药以及生活方式的局限性。我们很多人在有生之年，都热爱自然之美。自然界为我们提供了食物和欢乐。同时，自然也在围捕我们，瓦解我们，我们的身体在自然的侵蚀下逐渐衰残，自然最终会给我们致命的一击。

电影和电视连续剧很少以 60 岁及以上岁数的人作为主人公。即使这样做了，他们也往往被塑造成那种刻板的形象，被嵌入核心家庭的某个位置。当然也有例外的情况，比如克林特·伊斯特伍德，他即使在 80 多岁后依然光彩夺目。如果我们想以严肃的态度为老年人塑造一个新的形象，那当然要包括人衰老时的那些自然特征，但是需要赋予它们不同的意义，需要打破以往的刻板形象。

当我到养老院去看望我妈妈时，我会想象出一部电视连续剧。它将以一群老年人谋划逃出养老院开始。老人们会寻求与外面的人合作，让外面的人帮助实施这个计划。他们的合作者包括那些同样被社会定义为"无用"的人——例如，年轻的失业者，他们可以帮助老年人出行和驾车。老人们一逃脱，接下来的剧情就是东躲西藏以免被重新抓回养老院，并且他们会想出复杂的计谋以重新拿回自己的财政大权。

有一段情节可以围绕一个复仇计划展开，复仇的对象就是某个财务顾问。另外一段情节则涉及与某个家庭成员算账，因为此人欺骗了某位老人。这个老人团队将会找出并惩罚虐待老人的罪犯。

在这部连续剧中，有一支由经验丰富、具备专门技能的老年专家组成的特战分队，他们对那些坏人巧取豪夺老年人的套路很熟悉，会让那些"迫不及待的继承者们"所犯下的针对老年人的财务欺诈案件大白于天下。复仇的措施被精心设计，特战分队速战速决、毫不留情。坏人将被羞辱，被公开示众，会被清除出遗嘱继承者名单，会彻底破产。这个小分队的职责还包括揭露并追查那些对老人实施身体和精神虐待以及疏于照管的案件。

国人都高度关注这些逃亡者可能现身以及侥幸逃脱追捕的消息。会有家庭成员通过现场直播对他们进行温情劝告，他们表示担忧老人的健康，关心他们是不是在按时服药——他们当然没有服药，并且他们的感觉前所未有地好。

基于爱的故事，难免会有意想不到的情节——不管怎么说，老年人也会陷入爱河。这部连续剧的作者和演员主要是老年人。这个剧本的构思者和赞助者也都是老年人。这能给他们一个发声的机会，给他们提供一个新的立场。狗仔队会围着主要演员转，公众对八卦也趋之若鹜。人们不再依据是否年轻、脸蛋是否漂亮以及身体胖瘦来评价演员了。婴儿潮出生的这代人有着更强的领导力，他们会引领这场革命。

如何在社会层面应对老龄化问题，此中存在着很多挑战。我们应该先摆正对衰老的理解，并将这一理解与我们所有人的生活之道融为一体。仅仅是在养老院里建起更多的小房间并非解决之道，老年人需要的不只是一日三餐和一台电视机。

有一个很长的德语单词 Mehrgenerationenhauser, 它指的是一个不同年龄层的人住在一起的地方。例如，把托儿所和青年活动中心与老年人养老的场所建在一起。老年人可以帮助照顾小孩子，年轻人可以教老年人使用手机和电脑。这能促进各个年龄层之间的相互交流，并帮助恢复正在消失的社会网络。

在如何照顾好老年人这件事上，我们必须发挥想象力，必须有高度负责的态度。我们不能墨守成规，要跳出固有的思维模式，要发挥我们的想象力来探索其他的可能性。老年人和那些即将步入老龄阶段的人，应该参与方案的设计工作。

老年人希望自己能够为人所需要。我们要拿出更有想象力的做法，围绕老年人想被人需要的这种心理，采取更多的方法，为他们构建出更多的活动。

A

Good Life
To The End

Taking Control of Our Inevitable
Journey through Ageing and Death

后 记

新的方向

衰老和死亡的幽灵正在悄悄降临，而我们正缓慢地适应着。虽然各种医学奇迹云涌雾集、日新月异，但医疗系统在应对主要挑战方面还是无能为力。我们的年龄会越来越大。不但各种医疗奇迹在应对衰老方面效果甚微，整个医疗体系也是围绕着我们在100多年前做事的方式而构建起来的。

医院慢慢变成了它们所自称的现代卫生保健事业的旗帜。这是所有医疗技术和医务精英聚集的地方，也是那些与众不同的先进药物发挥威力的地方。家庭医生现在还只处在卫生保健事业的边缘位置，而没有居于中心地位。一旦遇到一些大问题，他们得到的鼓励都是把病人转给那些专科医生进行诊疗。

整个社会的医疗系统都是围绕只有单一健康问题或者只有单一诊断结论的年轻病人而建立的。根据有可能发生病痛的身体的各个不同部位，医学又被分成了不同的分支；心脏、肺、大脑、肠道、骨骼和关节都有专科医生们分工把守着。他们接受的培训，研读的教材，参阅的学术期刊，参加的学术会议，一起共事的同人，都围绕着同一个器官，或者局限在这一医学领域。他们的专业和管理机构也是沿着这些僵硬的界线分隔开的。医学研究越来越局限于一个器官的那些对外人来说神秘莫测的方面，新闻媒体也寻踪而来，专注于报道该领域在挽救生命方面的新突破。

同时，病人群体也发生了巨大的变化，但那些医学奇迹的兜售者们对此几乎视而不见。现在医院里躺着的病人大部分年龄在 70 岁开外，还有一些更老迈的，处于临终阶段的病人也更多了。

因为拘泥于那些老规矩，这些医院变成了条块分割的过时机构。

这有点像 1939 年时，波兰骑兵静等德国人入侵的情景。波兰的军事情报部门没有告诉他们，一种前所未有的战争机器即将攻入他们的国家：一支移动迅速而又组织周密的部队、威力十足的坦克、由卡车而不是马匹拉着的火炮、天上高性能的战机用轰炸和扫射支持着地面入侵。数日之内，战斗就全部结束了。

与此类似，现在这支老年病人的队伍也占领了救护车，淹没了医院的急诊科，涌入了按照单一诊断原则建立起来的医院。在这样的医院里，病区首先被分为"内科"和"外科"，然后又按照人体的不同部分进行了细分。这样一来，这些只有单一医学领域知识的专科医生会发现，需要诊治的老年病人实际上有多重老年性身体问题，这些问题都以复杂的方式互相影响着，而且其中绝大部分现有的医疗技术都难以对其施加什么影响。

甚至连专门的老年病专家也没有准备好应对这个新的老年病人群。他们实际上和那些以单个器官为中心的专科医生们是一脉相传的：他们所接受的训练从根上说就是要把病治好。他们几乎就像是发过誓一样，绝不愿意讨论死亡这个话题。他们不被允许这样对病人说话："你这种情况，也许就是因为到岁数了。"这样说，那就是承认失败了。所以要给病人做更多的检查，要给他们吃更多的药物，甚至开刀做大手术也在所不惜。

当然也有例外，有些老年病医生就敢于指出"皇帝并没有穿着新装"。得克萨斯大学的詹姆斯·古德温（James Goodwin）就是这样一个例外人物。他在 1999 年所写的文章《老年病学与现代医学的局限》（*Geriatrics and Limits of Modern Medicine*）中写道："我已经开始相信现代医学对老年人来说并没那么灵光。"他接着又评论道："对 50 岁以上的人进行过度医疗基本上就是自找麻烦和浪费，而对 80 岁以上的人进行过度医疗就和对病人发动攻击差不多了。"他催促他的同事们想想当自己的父母和亲人进入临终状态时的那番景象：过度医治；明知没用还要开刀做手术并连上生命支持设备；要记住，绝大多数医生自己并不会选择以这种方式离开人世，却把它用在病人身上，让病人走得不安生。

令人悲哀的是，他的这番呼吁并没有对我们热火朝天地运用这些先进的医疗手段的做法产生任何影响，这些手段原本的目的是让那些有潜在可能性的病人好起来，可现在它们却越来越多地被徒劳地使用，常常让那些弥留之际的病人在人生的最后几周遭受痛苦的折磨。

在我的脑海中还响着另外一种声音，这种声音提醒我们这个社会和医学专家们，要对隐含在我们目前的医疗卫生保健模式中的问题及其可能引发的后果加以注意。

例如，在医院的医生所接到的紧急呼叫中有几乎 1/3 是喊他们到处于临终状态的老年病人的床前去——不是因为那些可以医治的医学问题，而是因为这些病人到了正常而自然地走向死亡的那一刻。即使是那些能够顺利出院的老年病人，其中也有一半会在 12 个月之内寿终正寝。他们中有很多人遭受了和创伤后应激障碍类似的症状，这是前期的住院经历给他们造成的痛苦后果。

　　这些事实让人醍醐灌顶。我们的现代医学手段不但难以治愈衰老，甚至不能撼动分毫，而我们却通过徒劳的医学干预手段给这些病人和他们的亲人带来了实实在在的痛苦。当代医院由于在技术方面取得了长足的进展，并且拥有技术精湛的医务人员，它们不能承认病人处于临终阶段、根本无力回天这一事实。

　　具有讽刺意味的是，绝大多数医生在会议室的走廊上和进餐休息时间是承认这一现实的；他们自己的许多亲戚都经历过类似的状况。但是对这一领域的研究几乎没人涉足，虽然这对我们的社会来说具有重要的意义。而已知的一些研究经常仅仅是围绕大型数据库做做文章，根本不知道在医生－患者这个层面上医疗卫生保健系统究竟是如何运作的。研究者们就是坐在办公室里鼓捣数据，寻找一些随机的相关性，这只能指出一个问题留给其他人去破解。他们脱离临床实际，不知道如何解决问题，也不知道如何去寻找答案。幸运的是，针对健康问题的研究已经不再以更多的方式来定义问题，而是转向了落实和评价那些能够解决问题的医学干预措施。

　　接下来，我们能够走向哪里呢？估计会出现的医疗解决方案就是进一步把正常的老年人临终问题医疗化，然后把所有即将走向生命终点的老年病人都推到姑息治疗专科医生那里去。初看起来，这像是一个既体现温情又具有现实可能的选项：当医疗无能为力时，就由姑息治疗专科医生来收拾局面。

　　事实上，这并非一个具有现实可能性的选项。要把每一位临近生命终点的老人都照顾起来，世界上可没有这么多姑息治疗资源。并且，姑息治疗专业的目标是让那些临终的老人在离世时不要太痛苦。因此，姑息治疗在很大程度上能成功地缓解老人经受的痛苦和折磨。然而，也有很多老人在他们的临终阶段并没有什么痛苦和令人不适的症状。他们的需求不是医疗性的。他们的需求是在一个自己选择的地方得到护理；他们不想品尝孤独的滋味；他们希望能够有朋友和亲人的陪伴；他们希望保持一定程度的活动性；他们希望有人能帮助他们清洗并提供食物；他们需要保持体面和自尊。这不是医学需要解决的难题。

目前，澳大利亚一张标准的医院病床一天的开销至少 1500 澳元，而在 ICU 治疗的开销是 4000 多澳元一天。在社区的话，只需要这些开销的一小部分，就可以给老年病人提供最好的全天候护理服务。

未来我们应该对医疗卫生保健体系进行彻底的重新设计。那时需要提供医疗保健的对象大多数将是老人。他们目前所接受的常规医疗手段，大部分将变得不再适宜，不再有效，而且也难以吻合病人及其照护者的期望。进一步说，这样的治疗还是导致我们的医疗体系在费用方面不堪重负的主要推手。

所以，让我们问问老年人，他们需要什么，不需要什么，这两者同样重要。然后，围绕他们的需求来设计一个既有温情又能为他们提供支持的体系。

北京阅想时代文化发展有限责任公司为中国人民大学出版社有限公司下属的商业新知事业部，致力于经管类优秀出版物（外版书为主）的策划及出版，主要涉及经济管理、金融、投资理财、心理学、成功励志、生活等出版领域，下设"阅想·商业""阅想·财富""阅想·新知""阅想·心理""阅想·生活"以及"阅想·人文"等多条产品线。致力于为国内商业人士提供涵盖先进、前沿的管理理念和思想的专业类图书和趋势类图书，同时也为满足商业人士的内心诉求，打造一系列提倡心理和生活健康的心理学图书和生活管理类图书。

《无人返回之路：参悟生死》

- 从历史的角度，审视死亡观在人类发展进程中的演变。
- 与其执着于对人类终极命运的反思，不如在生命开始与结束之间构建意义。

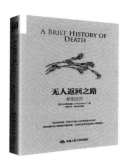

《情感失明：开启自闭症人格开关的脑科学实验》

- 一场探寻自闭症患者大脑可塑性问题的科学实验。
- 一个关于情感本质感人至深的非凡故事。
- 揭开了大脑科学改变人类未来的帷幕。

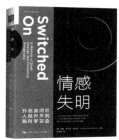

《干掉失眠：让你睡个好觉的心理疗法》

- 一本写给被失眠折磨到崩溃、熬夜到发指、天天都觉得好困的你的科学睡眠管理书。
- 基于心理学行为认知疗法，通过科学系统的睡眠管理方法与个性化治疗相结合，有效地帮助有各种失眠症状的人。

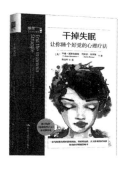

《专注力：如何高效做事》

- 在专注力越来越缺失的世界里，学会专心致志地做事与生活。
- 作者分享了众所周知的生活实例，展示了导致人类分心与浮躁的事物究竟藏在哪里以及它们会产生怎样的影响，又应该如何控制，从而帮助读者轻松地掌控自我的生活。

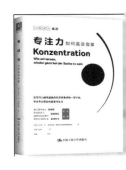

《美国积极思想简史：论那些重塑美国国民特质的思维模式》

- 重现一个多世纪以来深刻影响美国现代生活和文化核心的"新思想、积极思想"的发展历程。
- 带你追根溯源，寻找构成美国主流意识形态和美国精神的根本之源。

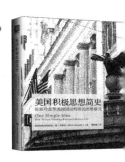

《观影诊疗室：用电影治愈心灵》

- 英国广受欢迎的情感类广播节目主持人、权威影评人倾情力作。
- 电影治疗师精心挑选出上百部电影佳作，帮你开启一段自我疗愈之旅。

《好奇心：保持对未知世界永不停息的热情》

- 《纽约时报》《华尔街日报》《赫芬顿邮报》《科学美国人》等众多媒体联合推荐。
- 一部关于成就人类强大适应力的好奇心简史。
- 理清人类第四驱动力——好奇心的发展脉络，激发人类不断探索未知世界的热情。

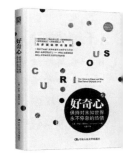